O SEGREDO DAS FOLHAS

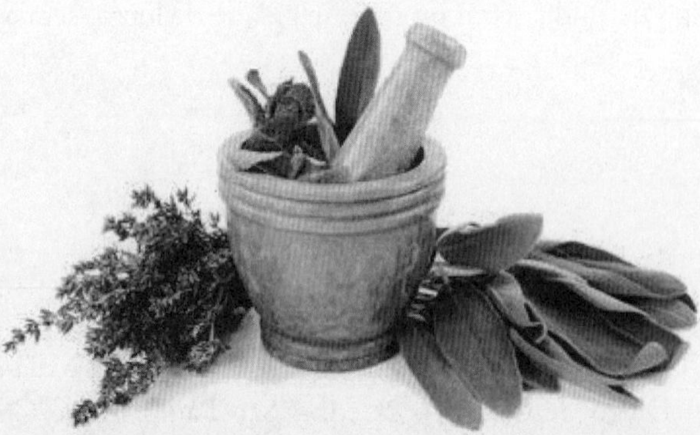

O Segredo das Folhas

Magia prática para o dia-a-dia

Trilogia "As Folhas Sagradas" - Volume III

Diego de Oxóssi

Catalogação na Publicação (CIP)

O98s Oxóssi, Diego de., 1985-

O segredo das folhas: magia prática para o dia-a-dia / Diego de Oxóssi – 2ª ed. – São Paulo: Arole Cultural, 2021.

Inclui bibliografia.
ISBN 978-85-906240-6-6

1. Ervas – Aspectos mágicos. 2. Terapias alternativas. 3. Religiões Afro-Brasileiras. I. Título.

CDD 290
CDU 299

"Mais do que nunca, a ciência e a religião,
a autoridade e a liberdade,
parecem guerrear-se encarniçadamente
e guardar entre si um ódio irreconciliável.
Não acrediteis, todavia
nas suas aparências sanguinolentas;
elas estão em vésperas de se unirem
e de se abraçarem para sempre"

Éliphas Lévi,
um dos maiores magos já conhecidos,
em meados de 1855.

Dedicatória

Finalizo a escrita de O Segredo das Folhas enquanto viajo para Frankfurt, rumo à maior feira de livros do mundo, onde o livro já é esperado por editoras estrangeiras mesmo antes do lançamento brasileiro... Falando assim, parece até que o trajeto desde o lançamento da primeira edição de **O Poder das Folhas** - quando o projeto ainda nem se tornara uma trilogia – até aqui foi simples, o que me faz lembrar de uma cantiga de *Exu* que diz *"Para chegar até aqui, atravessei um mar de fogo... Pisei no fogo, o fogo não me queimou; pisei na terra, a terra balanceou!"*. A verdade é que, para que eu pudesse pisar no fogo sem me queimar, contei e ainda conto com o apoio de pessoas leais e fundamentais na minha vida, a quem dedico esse livro e toda a trilogia *As Folhas Sagradas*: **minha mãe Marines e minha irmã Camila**, que mesmo à distância sempre encontraram meios de me permitir sonhar e realizar.

À **Mãe Ieda de Ogum**, por todo o carinho e companheirismo nesses anos de jornada juntos; pela simplicidade nas palavras; pela confiança e por sempre, apesar de tudo e acima de tudo, estar ao meu lado.

Ao também guerreiro **Anderson de Ogum**, companheiro de jornada, que de espada em punho me deu força e coragem pra resistir aos desafios.

Ao **Exu 7 Facadas** – meu compadre, meu malandro beberrão e meu eterno guardião -, e a **Oxóssi**, o caçador de uma flecha só, senhor das matas e da minha vida, por tudo: pelo Reino, pelo mundo, por existir nos meus caminhos!

A todos que me incentivaram e, tão especiais quanto, a todos que duvidaram: ambos são meu combustível diário!

Gratidão e Abundância!

Sumário

Uma palavra antes de começarmos...

Mais uma vez, seja muito bem vindx! Escrever ***O Segredo das Folhas***, volume três da ***Trilogia As Folhas Sagradas***, é a finalização de um grande sonho – o que de maneira alguma significa que ele se encerra por aqui. A primeira edição do volume um da coleção não tinha, de início, qualquer intenção de se tornar uma trilogia e dar início à Editora Arole Cultural. Ao contrário, a publicação de *O Poder das Folhas* em dezembro de 2016 era, na verdade, uma maneira de transmitir um pouco do que eu aprendera sobre o uso mágico de terapêutico dos banhos de ervas durante quase dez anos de prática religiosa. Passados quase cinco anos desde então, o sucesso dos volumes um e dois da coleção permitiu que eu desse início à Editora Arole Cultural e, se chegamos até aqui, **você** é parte fundamental de tudo isso. Por isso, quero agradecer imensamente e te dizer: **você é especial pra mim** e o livro que você tem em suas mãos é uma maneira de agradecer por tudo isso.

Ler a ***Trilogia As Folhas Sagradas*** é entrar num universo repleto de segredos e magias extremamente poderosas, que muitas vezes podem parecer complicadas demais para serem aplicadas no dia-a-dia: no primeiro volume da coleção, *O Poder das Folhas*, aprendemos juntos os principais ensinamentos das tradições afro-religiosas sobre como identificar e classificar as plantas através de suas características mágicas, realizar a colheita sagrada dos ingredientes para os seus banhos e defumações cumprindo os resguardos necessários, combinar e equilibrar a fase da lua ideal, os elementos da natureza, os dias da semana, a vibração dos planetas e dos Orixás em um único ritual... Já no volume dois, *A Magia das Folhas*, encontramos o maior dicionário de ervas mágicas do Brasil, com 365 espécies diferentes de plantas e vegetais com a descrição detalhada dos parâmetros mágicos para criar suas próprias receitas e o poder específico de cada uma dessas espécies e seus Orixás regentes.

Cada um desses aprendizados, desde o mais simples até o mais complexo, faz parte desse universo mágico e, obviamente, quando combinados potencializam o poder das suas receitas. Tudo isso, porém, muitas vezes já é feito sem saber – afinal, a magia está em tudo e em todos ao nosso redor! Vivemos num mundo de energias e vibrações e basta crer para ver que, com pequenos atos conscientes em nosso dia-a-dia, podemos transformar a realidade ao nosso redor. Agora, em **O Segredo das Folhas**, vamos aprender juntos a perceber que aquilo que parece não ter qualquer importância mágica como cultivar um jardim na entrada ou na varanda de casa, temperar nossos alimentos ou escolher o perfume para usar num encontro amoroso ou reunião de trabalho, por exemplo, podem se transformar em verdadeiros e poderosos rituais.

E então, vamos desvendá-lo juntos?

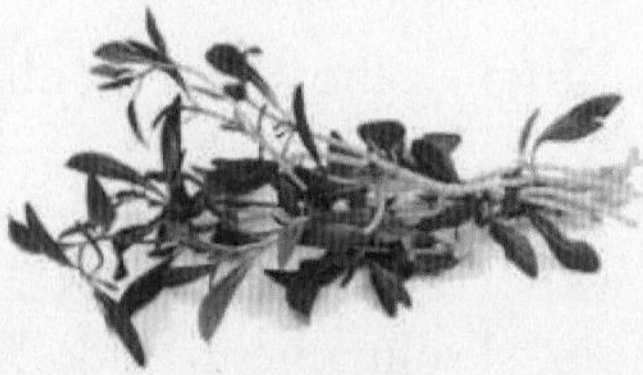

Tudo é Energia

O aprendizado mais fundamental pode parecer o mais óbvio e, também, aquele para o qual damos menos importância: *vivemos em um mundo de energias*. Mais que isso: *somos energia pura, encapsulados num corpo material* para usufruirmos da vida encarnada por um curto período e, durante ele, buscarmos o equilíbrio, a evolução pessoal e a felicidade.

Essa lição está para além das tradições mágico-religiosas - até mesmo a biologia e a medicina ensinam: para que o corpo físico possa (sobre)viver, é necessário que os diversos órgãos e sistemas do corpo humano, células, hormônios, vitaminas, enzimas, moléculas, átomos, partículas subatômicas se combinem e se transformem, absorvam os diversos elementos que compõe os alimentos e remédios que ingerimos e, a partir da energia obtida de cada um deles, metamorfoseiem-se em novas energias para a continuidade da vida na Terra.

Pode parecer só mais uma frase clichê de um livro sobre magia, mas essa é a maior lição de todas: a maneira como movimentamos nosso corpo, as palavras que pronunciamos e o tom de voz que usamos aos dizê-las, as ações cotidianas que realizamos como abrir os olhos pela manhã ou respirar, os cuidados com a alimentação e com o corpo através de exercícios ou terapias, os pensamentos que vagam em nossa mente durante o dia... Tudo, absolutamente tudo em nós e ao nosso redor é feito de energia e, quando falamos de energias, a regra é clara: *os opostos se equilibram, os semelhantes se atraem.* Rhonda Byrne (2018), autora de "O Segredo" e uma das principais especialistas sobre a *lei da atração*, nos ensina que:

> *A vida é simples. É feita de dois tipos de coisas: as positivas e as negativas. Cada área da sua vida – seja saúde, dinheiro, relacionamentos, trabalho ou felicidade – pode ter um efeito positivo ou negativo. Você tem muito ou pouco dinheiro. Está esbanjando saúde ou vive doente. Tem relacionamentos felizes ou complicados. Sua carreira é empolgante e bem-sucedida ou monótona e fracassada. Você está sempre sorrindo ou anda descontente. Têm anos agradáveis ou ruins, momentos bons ou difíceis, dias de alegria ou de tristeza. Se você identificar mais coisas negativas do que positivas em sua vida, então* ***algo está muito errado e você sabe disso.***

Eis a pergunta que não quer calar: você sabe, verdadeiramente, disso? De quantos e de quais aspectos negativos da sua vida no dia de hoje você consegue identificar a origem, as causas e as consequências sem apontar dedos e acusar a realidade ou as pessoas ao seu redor por eles? E sobre quantos deles você tem agido conscientemente para corrigir e reequilibrar?

Calma... Nem tudo é tão fácil assim. Se você respondeu "*nenhum*" para qualquer uma das perguntas acima, pode relaxar, pois você definitivamente não é exceção: a grande maioria das pessoas vive. Como bem diz Deborah L. Price logo nas primeiras páginas de seu livro "Terapia da Riqueza" (2008, p.16): "*nós nos tornamos tão alheios à realidade do que de fato está acontecendo, que ficamos imobilizados demais para tomar qualquer atitude e fazer as mudanças necessárias para subsistirmos neste planeta*". Sendo assim, se estamos todos juntos nesse barco furado e afundando, quer dizer que apesar dos problemas, *está tudo bem.*

Quer dizer... NÃO! NÃO ESTÁ TUDO BEM! Está apenas comum, está apenas toxicamente confortável continuar desse jeito, afinal qualquer esforço para sair da posição em que estamos vivendo hoje pode parecer mais assustador e perigoso do que conviver com as dificuldades e bloqueios aos quais nos acostumamos diariamente. E sabe do que vai adiantar ler todo esse livro e praticar todos os rituais mágicos possíveis e imagináveis se você continuar nessa posição?

ABSOLUTAMENTE NADA!

Sinto informar que nenhum ritual, nenhuma reza ou magia poderá transformar a sua vida se você não decidir, definitivamente, deixar para trás cada uma das amarras que lhe prende nessa rotina de repetição de erros de acostumar-se com as dificuldades do dia-a-dia como se esse fosse o destino que os deuses traçaram para nós.

Cada um de nós, independente da religião, foi criado à imagem e semelhança dos deuses para, em última instância, transformar-se em uma divindade individual. O sol, a lua, as estrelas, o vento, as matas virgens, a chuva, os rios e cachoeiras, o ar que respiramos, as estradas por onde andamos, cada um dos seres vivos com os quais cruzamos no dia-a-dia é uma centelha divina à qual podemos nos conectar, combinar e multiplicar vibrações e vitórias... Quando aprendermos de uma vez por todas que *somos energia pura, encapsulados num corpo material* aprenderemos, também, que podemos manipular essa mesma energia para combiná-la e transformá-la de acordo com os nossos melhores desejos.

Quando passamos a atuar de maneira objetiva sobre cada um dos aspectos que compõe a nossa vida, passamos também a nos responsabilizar, escolher e determinar os resultados que obtemos no nosso dia-a-dia. Isso não significa que nossa vida será livre de imprevistos ou de desafios com os quais teremos de lidar e superar; entretanto, isso significa que através de pequenas mudanças em nossa rotina poderemos atingir grandes conquistas – maiores do que somos capazes de imaginar. Ao compreendermos que tudo é energia e, sendo energia, tudo pode ser equilibrado e positivado a nosso favor, passaremos então a cuidar do ambiente em que moramos e trabalhamos, preparar os alimentos que ingerimos, escolher as pessoas com quem convivemos e as palavras que pronunciamos de forma mágica – e esse é, afinal, o grande segredo!

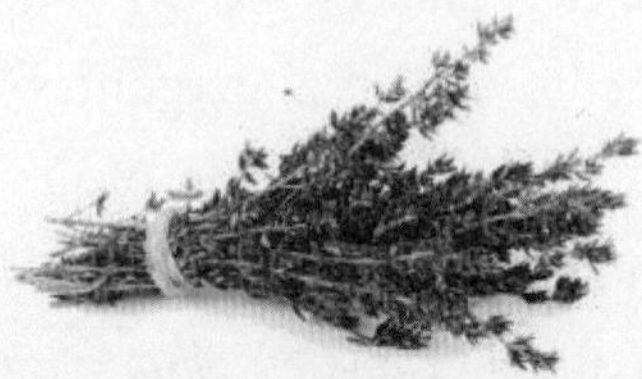

Consciência & Propósito

Ao compreendermos e aceitarmos que tudo no universo é feito de energia pura - inclusive nós mesmos – e que toda e qualquer ação ou resultado que obtemos em nossas vidas são reflexos das escolhas que fazemos ou que deixamos de fazer passamos, também, a compreender que somos os únicos responsáveis por cada um desses resultados. Afinal, se tudo é combinação e transformação das diversas energias ao nosso redor, ao escolhermos agir para mudá-las estamos, também, escolhendo alterar o resultado que encontraremos. Da mesma maneira, quando escolhemos não agir e simplesmente *deixar que as coisas sigam seus rumos* (o que, em outras palavras, significa deixar que outros fatores alterem e influenciem as energias ao nosso redor e em nós mesmos), estamos de qualquer maneira tomando uma decisão pela qual devemos assumir a responsabilidade. Ao assumirmos que somos os únicos responsáveis por aqui que nos acontece, passamos então a tomar consciência de que cada atitude, cada ação, cada palavra, cada sentimento e cada acontecimento ao nosso redor é resultado do que fazemos ou deixamos de fazer.

Nesse momento, diversas perguntas devem estar passando pela sua mente, questionando o que digo. Você pode estar se perguntando "*então eu sou responsável por alguém que me faz o mal?*" ou ainda "*como eu posso me responsabilizar por sair na rua e sofrer um acidente*" ou qualquer coisa parecida, não é mesmo? Para isso, eu lhe respondo de maneira simples e direta: é claro que, mesmo quando tomamos consciência de que tudo é energia e que podemos alterá-la conforme nossas vontades, estaremos sempre sujeitos a eventos aleatórios que podem nos surpreender no dia-a-dia – afinal, nenhum de nós pode controlar a maneira como os fatores externos nos atingem. Ainda assim, independente de quão grave seja o desafio enfrentado, sempre poderemos controlar a intensidade como isso nos afeta emocionalmente, a maneira como agimos e reagimos perante a situação, a vibração e a energia que emanamos ao administrar os acontecimentos ao nosso redor. Por isso, ao fim e ao cabo, mesmo quando não podemos nos responsabilizar *pelo que nos acontece*, podemos nos responsabilizar *pela maneira como lidamos com isso.*

Consegue perceber a diferença?

Assumir a responsabilidade pelo que nos acontece chama-se *tornar-se consciente.* Literalmente, o Dicionário Michaelis define *consciência* como:

1. *Capacidade, de natureza intelectual e emocional, que o ser humano tem de considerar ou reconhecer a realidade exterior (objeto, qualidade, situação) ou interior, como, por exemplo, as modificações de seu próprio eu;*

2. *Sentido ou percepção que permite ao homem conhecer valores ou mandamentos morais, quanto ao certo ou ao errado, e aplicá-los em diferentes situações, aprovando ou reprovando seus próprios atos, de modo que estabeleça julgamentos interiores que lhe propiciem sentimentos de alegria, paz, satisfação etc., derivando daí convicções quanto à honradez, retidão, responsabilidade ou dever cumprido, ou, contrariamente, remorso ou culpa; cacunda;*

3. *Conjunto de ideias, crenças e atitudes de um grupo de pessoas em relação ao mundo circundante ou a tudo aquilo que apresentam em comum; conhecimento, convicção, compreensão.*

4. *O próprio ser humano, entendido como ser pensante ou entidade espiritual; alma, espírito, mente.*

Agora, pense comigo: se somos responsáveis por tudo o que acontece ao nosso redor ou, em última instância, somos responsáveis pela maneira como lidamos com os desafios e dificuldades que se apresentam em nosso caminho... Também podemos ser responsáveis pelas coisas boas que nos acontecem? A resposta para isso também é muito simples: SIM!!!

O Universo não faz distinção entre certo e errado, entre bom e mau, entre positivo e negativo: tudo isso existe aqui, agora e ao mesmo tempo. O Universo é, em suma, uma fonte inesgotável de energia à nossa disposição - e tornar-se consciente disso é o primeiro passo para a realização dos seus objetivos. Entretanto, repito: é preciso sempre ter em mente que, quando falamos de energia, a regra é clara: *os opostos se equilibram, os semelhantes se atraem.* Busque na memória: quantas vezes, num dia ruim em que tudo parecia dar errado, a sua reação instintiva foi reclamar e continuar vibrando negativamente? Agora me diga, em quantas dessas situações o resultado foi diferente de receber ainda mais negatividade, de outras situações ruins acontecerem em seguida e você ficar se questionando *"será que isso não tem fim"*?

Com base no processo de tomada de consciência do qual estamos falando, fica fácil perceber como é possível modificar os resultados daquilo que nos acontece de maneira com, basicamente, duas ações bem simples: *equilibrar e atrair.* Para isso, ao nos depararmos com situações ou sentimentos negativos, *vibramos e oferecemos o oposto, o positivo, a fim de equilibrar e energia que não desejamos.* Da mesma maneira, ao nos depararmos com situações ou sentimentos positivos em nosso dia-a-dia, *vibramos e oferecemos o semelhante, novamente o positivo, a fim de atrair ainda mais aquilo que nos faz bem.*

O mais impressionante dessa *fórmula* é que, uma vez aplicada e continuada a cada pequeno ou grande acontecimento da vida cotidiana, ela se expande e se multiplica. Veja: ao vibrar positivamente sobre determinada situação negativa, você a equilibra e, com isso, também anula (no todo ou em parte) seu efeito. Ao mesmo tempo, por vibrar positivamente, você também passa a demonstrar aquilo que deseja atrair – mais positividade. Como *semelhante atrai semelhante*, ao oferecer a positividade o que você receberá em retorno? Novas positividades!

Essa dinâmica quase que matemática faz lembrar o conceito de "*dádiva*" firmado pelo sociólogo e antropólogo francês Marcel Mauss (1872-1950). Em seu livro "Ensaio sobre a Dádiva", também conhecido como "Ensaio sobre o dom", Mauss disserta sobre os métodos de troca nas sociedades primitivas, sendo reconhecido como um importante estudo sobre a reciprocidade e o intercâmbio das coisas entre as pessoas. De maneira simplificada, o pesquisador afirma que todas as relações humanas, físicas ou simbólicas, estão baseadas na dinâmica da *dádiva:* dar, receber e retribuir. No artigo "*A sociologia de Marcel Mauss: Dádiva, simbolismo e associação*", publicado na Revista Crítica de Ciências Sociais, que discorre sobre as implicações sociais e políticas da teoria de Marcell Mauss, o autor nos diz que:

> *"A dádiva está presente em todas as partes e não diz respeito apenas a momentos isolados e descontínuos da realidade. O que circula tem vários nomes: chama-se dinheiro, carro, móveis, roupas, mas também sorrisos, gentilezas, palavras, hospitalidades, presentes, serviços gratuitos, dentre muitos outros.*
>
> *[...] diferentemente dos demais animais, o humano se caracteriza pela presença da vontade, da pressão da consciência de uns sobre outros, das comunicações de ideias, da linguagem, das artes plásticas e estéticas, dos agrupamentos e religiões, em uma palavra, complementa, das 'instituições que são o traço da nossa vida em comum'" (MARTINS, 2005).*

Ainda que a teoria de Mauss trate das questões de ordem prática nas relações entre as sociedades humanas, a partir de seu conceito de *dádiva* é possível perceber a dinâmica das energias da qual falamos: se eu *dou* de maneira negativa, *recebo* também negativamente e *retribuo* por igual; ao passo que se *dou* de maneira positiva, *recebo* positivismo e, portanto, *retribuo* positivamente. Uma vez que tudo isso já acontece de forma automática, imagine os resultados fantásticos que poderíamos alcançar usando essa mesma dinâmica de maneira *consciente*!

Nas religiões de matriz africana essa prática é levada ainda mais além: quem acredita na força e no poder dos Orixás vivencia a *dádiva* quase que diariamente, mesmo quando não tem *consciência* disso. Ao realizarmos nossas oferendas em agradecimento pelas bênçãos recebidas, ao acendermos uma vela para fortalecer as intenções dos nossos pedidos, ao louvarmos nossos Orixás através dos cantos e das danças rituais... Enfim, todo e qualquer ato dedicado aos Orixás é uma *dádiva* que, pelo caráter espiritual da prática religiosa, ganha dois novos componentes: *a magia e o propósito.*

Voltando à análise literal, o Dicionário Michaelis define *magia* como "*a prática baseada na crença de que é possível, por intervenção de entes sobrenaturais e fantásticos, produzir efeitos inexplicáveis, especiais, irracionais e sobrenaturais, através de fórmulas e rituais*". O mesmo dicionário Michaelis também define o significado de *propósito como "a intenção de fazer ou deixar de fazer alguma coisa; desígnio, plano, projeto, vontade. Decisão após consideração e várias possibilidades; deliberação, resolução".*

Dessa maneira, podemos afirmar que todo e qualquer ato de devoção ou ritual realizado aos Orixás é, em si, um ato de magia – afinal, cremos que a força e o poder dos Orixás são capazes de produzir efeitos inexplicáveis em nossas vidas. Ao mesmo tempo, um ato de magia é sempre guiado por uma motivação, por um objetivo: quem faz um pedido, *pede alguma coisa;* quem faz um agradecimento, *agradece por algum resultado*. Logo, a prática da espiritualidade está baseada, justamente, na união desses três aspectos: *consciência* – eu sei o que estou fazendo e faço por vontade própria; *magia* – eu busco a intervenção divina para transformar as energias dos elementos rituais em resultados sobrenaturais; e *propósito* – eu tenho um objetivo específico para aquilo que estou fazendo.

Para que possamos seguir adiante, porém, é preciso lembrarmo-nos de um fator fundamental: nenhum destes três aspectos nos isenta de assumir a *responsabilidade* por aquilo que estamos buscando, por aquilo que estamos fazendo desde agora até a obtenção do resultado desejado e, principalmente, por aquilo que faremos após conquistarmos nossos desejos ou alcançarmos nosso propósito. *Dar, receber e retribuir* é um processo cíclico e contínuo, que cresce e expande conforme o praticamos e que, portanto, não deve ser quebrado por aqueles que buscam verdadeiramente viver em harmonia, em felicidade e em prosperidade, deixando de ser apenas imagem e semelhança para, de fato, tornar-se partícula divina.

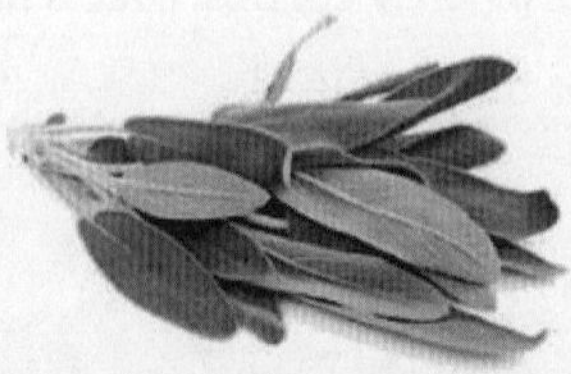

Três corpos, uma vida

Quando unimos *consciência, magia, propósito* e *responsabilidade*, nossa vida passa a se harmonizar com as energias ao nosso redor. Ainda assim, nem tudo é tão simples quanto parece: toda e qualquer mudança começa dentro de nós e é sobre essas mudanças que podemos agir verdadeiramente. Para isso, é preciso entendermos do quê e como somos formados para que possamos alinhar cada aspecto interno com os aspectos externos semelhantes às vibrações que estamos buscando.

Enquanto reflexos das divindades, os seres humanos são formados, basicamente, por *três corpos* que se sobrepõe e se complementam em nível energético: (1) o corpo físico; (2) o corpo mental; e (3) o corpo espiritual. Esses três corpos existem ao mesmo tempo e são indispensáveis um ao outro para que cada um de nós possa desempenhar suas funções e buscar seus objetivos durante a vida na Terra. Nenhum ser humano pode ter um desses três corpos sem ter, necessariamente, o outro. Ainda assim, para que possamos viver de maneira saudável e equilibrada, os três corpos precisam ser cuidados por igual, equilibrados e harmonizados.

CORPO FÍSICO

O primeiro corpo é, justamente, o *corpo físico – a matéria* na qual estamos aprisionados durante nossa vida encarnada - do qual a medicina e a biologia se ocupam. Formado por seus diversos órgãos e tecidos, sistemas simples e complexos de células com funções diversas, o corpo físico é o receptáculo dos dois outros corpos que veremos a seguir e, justamente por isso, cuidar dele é de extrema importância.

Assim como os corpos mental e espiritual, o corpo físico está em constante transformação e crescimento. Aliás, esse é o único dos três que podemos efetivamente enxergar e acompanhar desenvolver-se: da união de um óvulo e um espermatozoide fecunda-se um feto que, gradativamente e de acordo com os cuidados recebidos, vai crescer e se desenvolver até tornar-se um corpo humano a olhos nus.

De acordo com esses cuidados e através da alimentação correta e dos exercícios físicos, por exemplo, a forma e o tamanho desse corpo podem ser modificados. Da mesma maneira, a falta de cuidados e os maus-tratos com ele podem fazer com que fiquemos fracos e doentes - tudo, mais uma vez, é uma questão de escolha e responsabilidade consigo.

Todos esses cuidados baseiam-se naquilo que ingerimos – seja um alimento, uma bebida ou um remédio, que será processado pelos órgãos dos diversos sistemas e então transformado em energia. Quem de nós nunca ouviu que uma taça de vinho por dia previne o câncer, ou aprendeu que para o bom funcionamento do intestino é necessário ingerir alimentos que contenham fibras? Quem de nós nunca ouviu falar em alimentos que favorecem o emagrecimento ou que melhoram os níveis de colesterol? O que ninguém conta, porém, é que além de escolher os alimentos e bebidas corretos para uma alimentação *física* equilibrada, essas mesmas escolhas podem ser transformadas em nível energético para, além da função biológica, cumprirem ainda funções *mágicas*.

CORPO MENTAL

O segundo corpo é o *corpo mental*, o universo subjetivo formado pelo conjunto de experiências e culturas vivenciadas durante toda nossa existência e que formam e determinam nossa personalidade, a maneira como pensamos, agimos e reagimos perante o mundo exterior. Se o corpo físico é o edifício que constitui nossa vida na Terra, o corpo mental é a fundação que sustenta esse edifício. A partir dessa analogia podemos, portanto, compreender a importância de cuidarmos do corpo mental para que os outros dois corpos, físico e espiritual, possam coexistir de maneira harmônica e saudável.

O corpo mental é formado por todos os nossos pensamentos, sentimentos, emoções e percepções de mundo, que se modificam conforme envelhecemos e experimentamos as diversas situações da vida, sejam elas boas ou ruins, criando uma complexa rede de interpretações e combinações individuais capazes de nos moldar e adaptar ao meio em que vivemos. É justamente através da elaboração e inter-relação entre esses aspectos do corpo mental com o mundo exterior e os fatores sociais e culturais aos quais somos expostos desde o nascimento que se forma a nossa personalidade – a maneira como nos mostramos ao mundo e como somos percebidos por ele.

Sobre isso, diversos estudiosos de todo o mundo têm dedicado seu tempo e suas pesquisas, a fim de decifrar os mistérios da mente humana e as maneiras de desenvolver os seus potenciais. O precursor desses estudos foi o alemão Sigmund Freud, considerado o pai da psicanálise moderna, que em 1923 apresentou uma teoria que dividia a mente humana em três partes interdependentes: (1) id; (2) ego; e (3) superego.

Pela teoria de Freud, o *id* é a potência mais primária do ser humano, o instinto animal que habita dentro de cada um de nós. Irracional, o *id* é formado pelas pulsões – instintos, impulsos orgânicos e desejos inconscientes, funcionando segundo o "princípio do prazer", ou seja: busca realizar e vivenciar o prazer evitando tudo aquilo que é doloroso ou aversivo, independente de limitações sociais ou morais que possam existir e suprimir a possibilidade de realização destes desejos. Por tudo isso, o *id* desconhece juízo, lógica, valores, ética ou moral. É exigente, impulsivo, cego, irracional, antissocial e egoísta.

O *ego*, por sua vez, é a parcela da mente humana comandada pelo "princípio de realidade", responsável pelos raciocínios racionais, e desenvolve-se a partir do *id* na medida em que o bebê vai tomando consciência do mundo ao seu redor e sendo introduzido à razão, ao planejamento e à espera do momento em que a realidade permita a satisfação de suas pulsões. É o *ego* quem faz a mediação entre os princípios instintivos do *id* e os princípios idealizados do *superego*, impedindo que os conteúdos inconscientes da nossa mente tomem lugar dos conteúdos conscientes, acionando mecanismos de defesa para isso.

Já o *superego* é a parte moral da psique humana, representando os valores da sociedade, o estado idealizado e virtualmente impossível de ser atingido, a perfeição que considera e equaliza todas as vontades de todos os seres, dividindo-se em dois subsistemas: o *ideal do ego,* que representa o bem a ser procurado/atingido/conquistado; e a *consciência moral,* que determina o mal a ser evitado. Com isso, o *superego* tem três funções principais: inibir os impulsos contrários às regrais idealizadas ditadas por ele mesmo; forçar o *ego* a cumprir essas regras; e conduzir o indivíduo à perfeição suprimindo os impulsos do *id.*

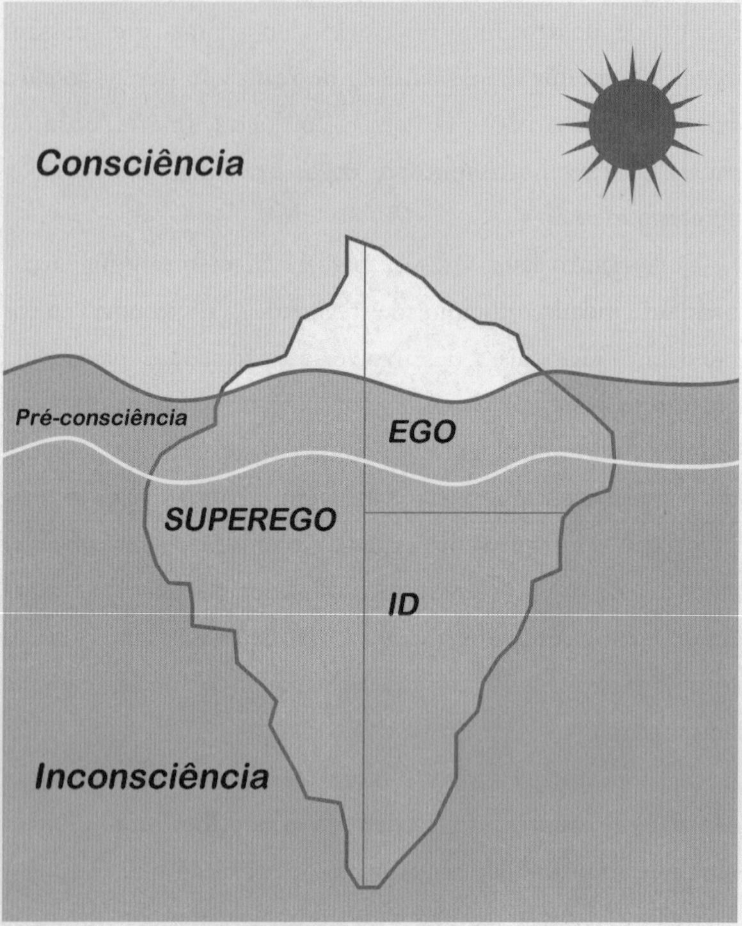

Imagem: https://pt.wikipedia.org/wiki/Inconsciente

Assim como o corpo físico está sujeito às doenças da matéria, o corpo mental está sujeito às diversas doenças de ordem psicológica justamente em função das dinâmicas e equilíbrios entre essas três partes do corpo mental. Um psicopata, por exemplo, tem um *id* extremamente dominante e um *superego* extremamente reduzido, o que lhes tira o remorso e a capacidade de empatia, sobressaindo a falta de consciência moral. Da mesma maneira, a depressão e a mania – duas faces de uma mesma moeda -, também são consideradas doenças psicológicas com origem no desequilíbrio entre esses aspectos do corpo mental.

Por outro lado, da mesma maneira que o corpo físico pode ser cuidado e moldado através do controle da alimentação e da prática de exercícios ou ainda através de remédios da medicina tradicional, o corpo mental também pode ser moldado e modificado através das diversas modalidades de sessões terapêuticas e psicanalíticas, da prática de meditação e exercícios como o *mindfulness* ou ainda através de técnicas chamadas "plasticidade cerebral", pesquisadas e aplicadas pelas teorias da neurociência. Todas essas alternativas podem, ainda, serem potencializadas pelo uso de rituais mágicos que equilibrem e harmonizem nossas frequências mentais, alterando momentaneamente nossos níveis de consciência e ativando campos sensíveis da *psique* como, por exemplo, uma memória olfativa que nos remeta a sensações de bem-estar.

CORPO ESPIRITUAL

O terceiro corpo é o *corpo espiritual,* a parcela divina que habita dentro de cada um de nós e que se expande através dos outros dois corpos para além das limitações de tempo, espaço e matéria. Independente do nome ou da quantidade de deuses e deusas em que acreditamos, o *corpo espiritual* é o reflexo dessas divindades, através do qual nos conectamos às egrégoras sagradas e nos tornamos continuação e continuidade da vida. No livro "A Arte do Benzimento" (2017, p. 87), o autor Javert de Menezes cita uma pesquisa realizada pelo Dr. Harold G. Koening, da Universidade de Duke, que diz:

> *"Uma exaustiva análise de mais de 1.500 estudos médicos respeitáveis indica que pessoas que são mais religiosas e oram mais, têm melhor saúde mental e física. De 125 estudos que analisaram a relação entre saúde e adoração, 85 mostraram que os fiéis regulares vivem mais tempo".*

O autor ainda afirma, sobre os resultados dessa pesquisa, que:

> *"Os benefícios da prática religiosa mostram que as pessoas vivem melhor, em geral em relação ao estressa, quanto têm particular envolvimento com uma comunidade de fé ou um compromisso religioso. Geralmente essas pessoas experimentam um bem-estar maior porque elas têm mais confiança, se tornam mais otimistas, desenvolvem menos depressão, menos ansiedade e cometem menos suicídio. Também possuem sistemas imunológicos mais fortes, baixa pressão arterial e, provavelmente, um melhor funcionamento cardiovascular".*

Assim como os corpos *físico* e *mental*, o *corpo espiritual* também está em constante evolução e desenvolvimento. Algumas tradições, em especial as mais espiritualistas como o *kardecismo e a umbanda*, por exemplo, creem na evolução do espírito como uma maneira de purificação perante os costumes e vícios carnais do *corpo físico*, buscando a "iluminação" que será usufruída principalmente após o desencarne da matéria. Outras tradições, como o *candomblé*, por exemplo, creem na evolução do espírito num sentido mais direto e objetivo, no qual estreitamos nossa relação e conexão com os Orixás no aqui e no agora através dos rituais mágicos e do aprimoramento ético e moral, da prática diária de boas ações, buscando favorecer nossa experiência pessoal e coletiva durante a vida encarnada pela influência divina sobre o destino.

Nesse sentido, *Ori* desempenha um papel fundamental nessa evolução: "a cabeça" – tanto física quanto simbólica, a partir da qual todos os rituais do *candomblé* são realizados - tem absoluta importância no processo de evolução espiritual sob a ótica do *candomblé* por ser considerado o ponto de conexão entre os três corpos - físico, mental e espiritual. Ao mesmo tempo, *Ori* também é considerado um Orixá, uma divindade individual que forma cada ser humano de maneira singular e que, assim como todas as demais divindades, deve ser louvada e oferendada através de rituais específicos. Existe, inclusive, um ditado iorubá que diz *ori buruku kosi Orísà*, ou seja: cabeça ruim não tem Orixá!

Se o corpo físico é o edifício e o corpo mental é a fundação que sustenta o edifício que constitui nossa vida na Terra, o *corpo espiritual* é, então, o chão onde essas fundações são firmadas e estabelecidas. Da mesma maneira, como os corpos físico e mental podem ser acometidos por doenças, também o corpo espiritual está sujeito a ataques e desequilíbrios que, em minha opinião, são as mais graves, pois dele refletem para os outros dois corpos e prejudicam a vida como um todo – afinal, como diz o ditado popular, não se constrói um castelo em chão de areia. Com isso, tão importante quanto buscar os tratamentos e medicamentos para curar os males do corpo e da mente, quando o *corpo espiritual* padece, é urgente e fundamental que se busquem os remédios espirituais para curá-lo – os chamados *ebós*, rituais de magia dos Orixás que visam reequilibrar e potencializar o espírito, anulando os efeitos daquilo que o faz sofrer.

A COLA INVISÍVEL QUE UNE OS TRÊS CORPOS

Como aprendemos detalhadamente em ***O Poder das Folhas***, sob a ótica das religiões de matriz africana todo mal-estar ou doença em nível físico ou mental ocorre antes em nível espiritual, sendo necessário buscar a cura através dos rituais de magia (que cuidarão das causas) aliados aos tratamentos da medicina convencional, da psicologia e da psiquiatria (que cuidarão das consequências). Entretanto, existe um fator fundamental que atua, justamente, como a "cola" que une e inter-relaciona esses corpos, permitindo que o crescimento de um auxilie e favoreça o crescimento e evolução do outro e, no caso das doenças, um acabe, também afetando o outro. A essa "cola" chamamos *energia*.

De difícil definição para além dos conceitos físicos e matemáticos, *energia* é a força que permite aos diversos sistemas e corpos realizarem ações e transformações em si e ao seu redor. Invisível, *energia* é o potencial realizador que está em tudo e em todos, mesmo quando não a conhecemos ou não a despertamos. Ainda que se relacione com as os aspectos espirituais – afinal onde há *espírito* há *energia* -, *energia* nada tem nada a ver com religião: segundo o *Princípio de Lavoisier*, lei da física que leva o nome do cientista francês Antoine Laurent Lavoisier, a energia enquanto combustível não pode surgir do nada e nem pode ser destruída; a única possibilidade que existe é modificá-la – daí a célebre frase "*na natureza nada se cria e nada se perde, tudo se transforma*", que muito bem representa os princípios gerais do que chamamos *magia*.

Ao falarmos de magia, *energia* é a força invisível que pode ter origem na natureza ou nas divindades e que pode ser acessada e manipulada para transformar a realidade ao nosso redor de acordo com os nossos objetivos. Cada objeto, cada alimento, cada elemento da natureza, cada ser vivo e cada folha, flor, semente ou raiz tem *energias distintas*. Da mesma maneira, cada tradição mágica pelo mundo a fora reconhece um potencial diferente em cada uma dessas *energias* e, dentro de suas tradições, estabelece regras e ritos específicos para que elas possam ser combinadas e, em conjunto, interfiram desde os planos espiritual (pela influência das divindades) e mental (pelo estabelecimento de um propósito ou objetivo) em nossa realidade física (pela realização dos objetivos).

Com isso, podemos perceber que aquilo que chamamos *energia* é, justamente, a "cola" que une os corpos físico, mental e espiritual e que essa mesma *energia* está em tudo e todos ao nosso redor, inclusive em nós mesmos. Aprendendo os segredos de como acessá-la e manipulá-la da maneira correta, podemos então praticar magia a todo momento e transformar até mesmo atos do dia-a-dia em atos mágicos. Um exemplo disso são o *candomblé,* a *umbanda* e todas as demais religiões e tradições de matriz africana: nelas, a *magia* é uma realidade diária, podendo ser acessada e realizada tanto de formas extremamente complexas – como as oferendas aos Orixás, que podem conter comidas diversas e, em alguns casos, até mesmo sacrifícios animais, que só podem ser realizadas por sacerdotes e sacerdotisas preparados para isso - quanto de formas simples e corriqueiras – como os banhos e defumações usando o poder das ervas sagradas, que podem ser realizados por qualquer pessoa que estude seus ensinamentos e técnicas de realização.

Cada folha, cada flor, cada semente ou fruto carrega em si um universo particular de poderes e *energias* à disposição daqueles que, com *responsabilidade, consciência e propósito*, decidam acessá-las e utilizá-las em seus rituais pessoais. Conhecer esses poderes e entender a dinâmica com que as *ener-*

gias perpassam entre os diversos corpos, se combinam e se transformam é a chave para que a *magia* se realize. O primeiro passo para isso é, de fato, compreender que tudo aquilo que podemos ver é apenas um reflexo do que já foi, antes, firmado no mental e no espiritual.

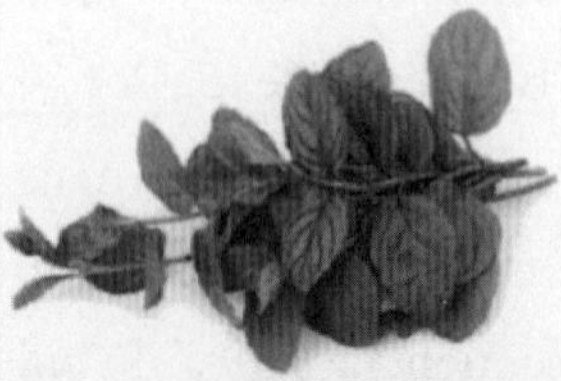

Autocuidado & Proteção Pessoal

Quando pensamos em magia, imediatamente nos vem à cabeça a possibilidade de realizar rituais para resolver todos os problemas ao nosso redor e conquistar quaisquer que sejam os nossos objetivos, como num passe de mágica, certo? Mas... Quantas vezes você já viu as coisas funcionarem assim, tão simplesmente? Como já vimos, realizar rituais de magia é apenas uma parte de um complexo universo que funciona quase que matematicamente: os diversos *corpos físico-mental-espiritual*, nas diversas tradições e religiões por todo o mundo, se combinam e se influenciam em nível energético. Essa energia, por sua vez, neutraliza e/ou atrai outras energias semelhantes a ela pela *dinâmica da dádiva*, dar-receber-retribuir, podendo – de acordo com certas regras e fundamentos – ser manipulada para, só então, materializar aquilo que desejamos com *consciência, responsabilidade e propósito.*

Complexo... Bem complexo! Por isso, o primeiro passo para transformar a sua vida e os atos mais simples do seu dia-a-dia em rituais de magia verdadeira é entender que além de tudo isso, há uma sequência lógica de cuidados que precisam ser seguidos. Como aprendemos juntos em A Magia das Folhas, o volume dois da Trilogia As Folhas Sagradas, muitas vezes olhamos para o objetivo específico que estamos buscando, mas nos esquecemos de perceber o contexto universal em que esse problema ou desejo está inserido: rituais de prosperidade, por exemplo, nem sempre significam atrair dinheiro, mas sim afastar a escassez. Da mesma maneira, rituais de amor podem não estar ligados a trazer alguém e fazer essa pessoa gostar da gente... Na maioria das vezes, esses casos têm mais relação com o afastamento da solidão e o cultivo do amor próprio – o amor de fora vem automaticamente, pela dádiva. Percebe como parece matemática?

Entendido isso, o segundo passo e voltar algumas páginas e ver que muitas delas foram dedicadas a tratar do mais importante e fundamental foco de cuidado que devemos ter na prática da magia: nosso corpo – ou melhor, nossos corpos. SIM, TODOS ELES: físico, mental e espiritual. Para cada um deles, um remédio, uma magia, afinal *nosso corpo é o nosso templo!* Vivemos tão assediados pelo ritmo frenético dos dias atuais que, na grande maioria das vezes, acreditamos que nosso corpo é uma máquina incansável e infalível, à disposição de todas as nossas *ansiedades* e *agendaslotadas* e *compromissosdetrabalho* e *festascomamigos* que vão se transformando em *faltasdetempo* e se transformam em *faltasdear* até que começa a *faltardisposição* e... Ei, respira! Respira e não pira!

Nosso corpo é nosso templo! Nosso corpo é nosso templo! Respira fundo e repete mais uma vez... Agora, devagarinho, vá percebendo como parece que fica tudo mais leve, nem que seja um pouquinho. Viu só? Nossos corpos, definitivamente, não são máquinas incansáveis e infalíveis. São máquinas delicadas, dispostas a nos levar muito mais além do que podemos imaginar hoje, mas que precisam de cuidados para chegar lá.

Quando entendemos, de verdade, que são *corpos* no plural e que matéria, mente e espírito se combinam, colaboram e influenciam um no outro, começamos a entender o que significa autocuidado. Não é só fazer dieta ou academia; não é só ir à terapia ou praticar meditação; não é só frequentar um templo religioso e exercer a fé. É tudo isso, junto e misturado... E para cada um deles, um remédio, uma magia.

Sempre que planejarmos um ritual de magia, independente do objetivo que desejamos alcançar, devemos antes nos perguntar: *meus corpos estão preparados e protegidos para isso?* Magia é manipulação de forças, é dádiva, é direcionar determinada energia para anular outra e atrair uma terceira. Nessa dinâmica, em todo ritual há troca, há movimentação de forças de um lado e de outro – e para que uma energia negativa seja afastada, nossos corpos precisam estar preparados para enfrentá-la e protegidos para não a absorver.

É por isso que, muitas vezes, o mesmo ritual mágico funciona de maneira excelente para uma pessoa e não funciona em absoluto para outra. As mesmas ervas, a mesma fase da lua, as mesmas rezas e invocações, tudo igualzinho... Menos o resultado. Por que mudou, então? Mudou porque os corpos não eram os mesmos e, certamente, um deles estava mais preparado que o outro.

Pensando dessa maneira, não dá pra querer praticar magia vivendo *em casa de ferreiro com espeto de pau.* O primeiro e mais importante ritual a ser feito é aquele em que cuidamos de nós mesmos, que nos fortalecemos em matéria, mente e espírito de maneira constante. Apenas a partir daí é que estaremos preparados para acessar e manipular as energias exteriores e moldar a realidade a nosso favor. Como, então, cuidar-se e proteger-se? Aqui vão algumas dicas simples e muito eficazes. Além disso, sempre que for realizar algum ritual, é importante também observar a sua vibração e energia no momento específico e, se não estiver se sentindo em harmonia, tomar ao menos um banho de ervas frescas antes de iniciar o ritual de magia.

CORPO FÍSICO

O QUE FAZER?

- Dormir e acordar cedo;
- Descansar pelo menos 8 horas por dia;
- Realizar refeições frequentes e balanceadas;
- Consumir sucos, saladas e alimentos naturais;
- Beber, no mínimo, 2 litros de água por dia;
- Praticar esportes ou exercícios físicos;
- Cuidar da higiene pessoal;
- Ter vida sexual ativa.

O QUE NÃO FAZER?

- Evitar gorduras e açúcares;
- Evitar o cigarro;
- Evitar o excesso de bebidas alcoólicas;
- Nunca consumir drogas ou alucinógenos;
- Praticar sexo sem proteção;
- Evitar a automedicação;
- Evitar tomar chuva ou umidade, principalmente nas costas e nos pés;
- Evitar esforço físico repetitivo e em excesso.

CORPO MENTAL

O QUE FAZER?

- Praticar meditação ou *mindfulness;*

- Respirar conscientemente;
- Escolher as palavras que pronuncia, comunicando-se sem violência ou agressividade;
- Agradecer constante e diariamente;
- Visitar os amigos e rir com frequência;
- Enxergar-se no outro e praticar a empatia;
- Escolher suas fontes de notícias, afinal você não precisa se expor a negatividades aleatórias;
- Reconhecer seus erros e defeitos, mas valorizar suas qualidades acima deles.

O QUE NÃO FAZER?

- Xingar ou pronunciar palavras agressivas;
- Antecipar sofrimentos e ansiedades;
- Internalizar dores e angústias;
- Engolir o choro e guardar mágoas;
- Viver em estado de alerta e medo;
- Manter relações tóxicas ou castradoras;
- Assistir filmes e seriados violentos, especialmente antes de dormir;
- Exigir de si e dos outros a perfeição – afinal, todos erram.

CORPO ESPIRITUAL

O QUE FAZER?

- Orar e agradecer diariamente;
- Tomar banhos de ervas semanalmente;

- Defumar a casa e o ambiente de trabalho;
- Frequentar um terreiro ou templo religioso;
- Conhecer seus Odus de Nascimento[1] e potencializar seus aspectos positivos;
- Consultar o jogo de búzios no mínimo uma vez ao ano e realizar os rituais indicados;
- Praticar os princípios da *dádiva*, confiando no Sagrado - o segredo é *acreditar pra ver*.

O QUE NÃO FAZER?

- Fazer promessas e não as cumprir;
- Realizar rituais mágicos sem conhecimento;
- Desrespeitar seu sacerdote e/ou iniciador;
- Frequentar hospitais, velórios ou cemitérios sem necessidade;
- Tentar estabelecer relações de troca ou barganha com as divindades;
- Violar os tabus do seu Odu de Nascimento ou do seu Orixá Regente;
- Descumprir as restrições, preceitos e resguardos antes e depois cada ritual de magia;
- Misturar tradições e práticas esotéricas e/ou religiosas – cada uma tem seus fundamentos.

---

1 Quer descobrir o seu Odu de Nascimento? Acesse *www.diegodeoxossi.com.br/meus-odus* e cadastre-se - é grátis!

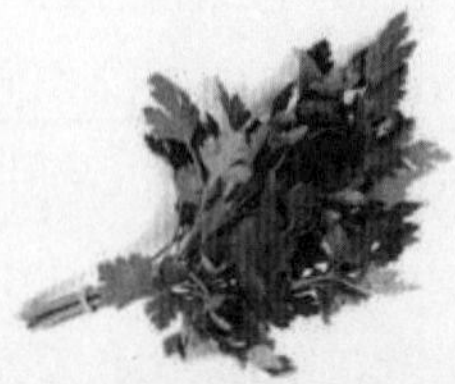

BENZIMENTOS & REZAS:
O PODER DA PALAVRA

Em todas as religiões comumente conhecidas, a prática de empregar a oração como súplica às divindades para que intercedam em favor do bem-estar físico de alguém é ponto pacífico. Especialmente no Brasil, a partir da miscigenação das diferentes raças que formaram nosso povo, as práticas de oração pura e simples foram se misturando com o conhecimento indígena sobre o uso das ervas – que, além de seus aspectos energéticos eram, também, empregadas por seus aspectos medicinais Da mesma maneira, o sincretismo entre os santos católicos e os Orixás africanos, trazidos pelos negros escravizados nos porões dos navios, agregou a essas práticas a sabedoria ancestral da magia, dando origem à tradição das *benzedeiras*. Quem de nós nunca viu ou ouviu falar de uma velha senhora que, com um galho de arruda ou alecrim na mão, benzia o corpo das crianças para curar-lhes males como cobreiro e costela pegada ou para tirar quebranto?

Essas senhoras, sábias guardiãs da cultura espiritual popular, eram e ainda são verdadeiras bibliotecas de rezas e orações para todo e qualquer mal do corpo físico, da mente ou do espírito. De maneira empírica, conhecem os poderes de cada erva e cada folha e, acima de tudo, sabem como ninguém ressignificá-las e substituí-las intuitivamente quando não encontram a espécie específica que buscavam. Infelizmente a tradição das benzedeiras vem se perdendo com o passar dos anos e hoje em dia já não é mais tão comum encontrá-las pelas grandes cidades. Entretanto, e como pudemos aprender detalhadamente em ***O Poder das Folhas***, *o volume um da Trilogia as Folhas Sagradas,* o intercâmbio cultural e religioso entre as práticas indígenas, africanas e populares nos deixou uma série de aprendizados que podemos aplicar em nossos rituais cotidianos e, se já não temos as antigas rezas usadas pelas velhas senhoras, aprendemos com elas que ao pronunciar os cânticos sagrados com fé e devoção, estamos verdadeiramente despertando o poder das folhas para que, de acordo com aquilo que pedimos em palavras, realizem a transformação na matéria. De tudo isso, a lição mais valiosa é, justamente, entender que *as palavras têm poder* e que uma mesma espécie de folha pode ser usada para diversas finalidades, justamente porque, ao cantar para encantar, despertaremos um aspecto específico de seus potenciais mágicos.

Além disso, é importante também retomar os conceitos de *equilibro e imparidade mágica* aprendidos em ***O Poder das Folhas***: em termos gerais, o objetivo dos benzimento é a cura de males físicos ou espirituais, *afastando* as energias negativas que materializaram o problema, fazendo com que o corpo físico retorne a seu estado original de saúde. Dessa maneira, os benzimento com ervas devem sempre ser realizados em número *ímpar:* uma, três, cinco ou sete espécies diferentes, equilibradas e harmonizadas de acordo com a cura que se busca.

As etapas para realizar os rituais de benzimentos são bastante simples e têm seus efeitos potencializados quando às ervas e às palavras de poder escolhidas combinamos *consciência e propósito.* Basicamente, é composto de cinco passos:

1. Em um lugar calmo e sem interferências exteriores, posiciona-se a pessoa, animal ou objeto a ser benzido de frente para a pessoa que vai realizar o benzimento;

2. Os dois respiram fundo por três vezes, para centrarem sua consciência no momento presente e o *benzedor* pergunta ao *benzido*, também por três vezes, se ele deseja verdadeiramente receber o ritual e ouve sua resposta. Essa etapa é importante para criar uma conexão entre vocês dois e as divindades que serão invocadas;

3. O *benzedor*, então, faz as orações e invocações para as divindades que trabalharão junto a ele no plano espiritual a fim de curar os males a que se propõe.

4. Feito isso, com leves movimentos, o *benzedor* passa as folhas e ervas escolhidas no corpo da pessoa que está sendo benzida enquanto recita as palavras de poder escolhidas; a reza deve ser repetida no mínimo três vezes, até que se atinja o número de espécies de ervas selecionadas para o seu ritual;

5. Terminada a reza, as folhas e ervas utilizadas devem ser imediatamente despachadas na rua ou de volta à natureza. Somente depois de despachadas é que a pessoa que recebeu o benzimento estará liberada do ritual e poderá seguir sua rotina normalmente.

Algumas receitas tradicionais de benzeduras costumam, ainda, incluir outros elementos como água, carvão, cinzas e etc. Nos próximos capítulos aprenderemos um pouco mais sobre elementos e ingredientes que podem ser adicionados aos nossos rituais e seus significados, por isso é importante prestar atenção à sua intuição quando estiver planejando seus rituais, pois ela mostrará se e quais deles devem ser utilizados.

Outro aspecto fundamental é lembrar que a *magia* é feita de simbolismos. Por isso, muitas vezes, os gestos que são realizados são importantes durante os rituais e devem sempre estar de acordo com aquilo que se está pedindo e rezando. Alguns exemplos muito comuns são:

- Se estiver benzendo um problema de pele como cobreiro ou brotoeja, ao rezar pedindo que a doença saia do corpo que está sendo benzido você pode tocar levemente as feridas com o ramo de ervas utilizadas e balança-lo com força para o vento, como se estivesse realmente "sacudindo e jogando fora" aquilo em que tocou;

- Se durante o ritual as suas palavras de poder determinarem "*vá para longe*" ou algo parecido, você pode tocar o corpo da pessoa sendo benzida com o ramo de ervas e pedir-lhe sopre o ramo com força, simbolizando esse afastamento;

- Na finalização de um ritual que tem por objetivo quebras as forças negativas, pronunciar a palavra "*quebrar*" ou "*eu te quebro*" no exato momento em que quebra o ramo de ervas com as mãos e o despacha.

Outros aspectos que podem ser agregados aos seus benzimentos é a imposição das mãos para o direcionamento de energias à pessoa benzida, como uma espécie de *passe espiritual,* prática bastante comum na *umbanda* e no *reiki.* Nesse caso, lembre-se sempre que *responsabilidade* é a palavra-chave e, portanto, esse tipo de ato mágico só deve ser feito por quem já tem experiência nesse tipo de ritual. Além disso, é sempre importante encerrar seu ritual agradecendo às divindades invocadas e à pessoa benzida, criando um vínculo de confiança e afeto entre vocês.

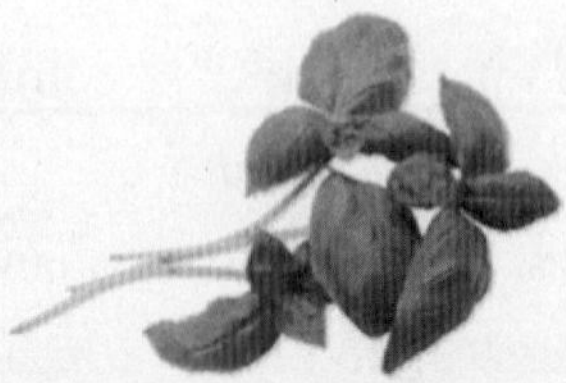

Nossa Casa, Nosso Templo

Assim como nosso corpo, nossa casa também é o nosso templo, afinal é nela que mantemos nossas intimidades, recebemos as pessoas queridas, fortalecemos nossos sonhos e construímos nossos planos. Ainda assim, é muito comum não tratarmos nossa casa ou nosso ambiente de trabalho da maneira adequada, assumindo que ela é *apenas o lugar onde trabalhamos e vivemos.* Entretanto, ao percebermos como as energias de tudo e todo ao nosso redor se influenciam e se combinam formando novas energias, neutralizando e atraindo suas semelhantes, começamos também a perceber que os ambientes ao nosso redor nos afetam e nos influenciam e vice-versa. Dessa maneira, se não podemos controlar as energias que estão no mundo exterior, podemos ao menos favorecer e equilibrar aquelas onde passamos a maior parte das nossas vidas.

Na grande maioria das vezes, porém, é comum imaginarmos que cuidar das energias de casa se resume a eventualmente fazer uma limpeza energética com amônia e defumação ou com o Ritual Azul[2]. É claro que essas limpezas "pesadas" são importantes, principalmente quando sentimos que as energias ao nosso redor estão mais "carregadas" que o normal. Ainda assim - e justamente porque esses são rituais fortes indicados apenas para situações bastante específicas -, mais importante que eles é cuidarmos dessas energias no dia-a-dia; lembre-se do ditado popular: *é melhor prevenir do que remediar.* Além disso, é importante também perceber que cada cômodo da nossa casa tem funções e energias diferentes e bem definidas, que devem ser cuidadas e harmonizadas de maneiras diferentes, como um grande ecossistema.

CRIANDO VASOS DE PODER

Uma maneira bastante eficaz de mantermos as energias de cada cômodo alinhadas às suas funções é através de vasos de plantas ou potes de grãos criados especificamente para cada um dos nossos propósitos. Para isso, é bem simples:

[2] Quer saber mais sobre o Ritual Azul? Acesse www.diegodeoxossi.com.br/ritual-azul

1. Usando so princípios de *imparidade e equilíbrio mágico* que aprendemos juntos em ***O Poder das Folhas***, escolhemos adequadamente as plantas que farão parte do nosso *vaso de poder*;

2. Escolha um vaso ou recipiente que se adeque ao tamanho necessário e prepare a terra e os adubos que serão utilizados;

3. Para ativar a função energética do seu *vaso de poder* e despertar o poder de específico de cada erva escolhida, conforme vai colocando a terra e plantando cada espécie no vaso, recite os encantamentos espeíficos de cada uma delas;

4. Ao mesmo tempo, para que a energia do seu *vaso de poder* se mantenha com o passar do tempo, é importante também plantar os seus encantamentos . Para isso, com um lápis virgem e em um pedaço de papel branco, escreva os mesmos encantamentos que pronunciar e coloque-o junto às raízes;

5. Quando finalizar a montagem do seu vaso de poder, posicione-o no local em que ele deve atuar magicamente, lembrando sempre de regá-lo no tempo e quantidade de água necessária às espécies escolhidas.

❖ **Importante**: assim como cada cômodo da casa tem funções e energias específicas que devem ser cuidadas, cada *vaso de poder* também as terá e é possível que você queira criar mais de um vaso para o mesmo cômodo: um para proteção, outro para atração, por exemplo, lembrando de observar a fase da lua e o dia da semana ideais para criá-los.

PROTEGENDO NOSSA CASA

PORTÃO DE ENTRADA

O portão de entrada é o principal ponto da casa a ser protegido, sendo mantido bem iluminado e sem nada que possa obstruir a visão na passagem, e também o mais suscetível a energias estranhas, afinal, é por ele que todas as pessoas que entram na casa passam e, também, por onde passam estranhos pela rua. Nos terreiros de *candomblé* mais tradicionais, por exemplo, o muro externo das casas e seu portão principal costumam ser protegidos por mudas de *peregun.*

Por isso, é importante protegê-lo com um vaso grande de folhas macho/quentes, do elemento *fogo*, preferencialmente sob a regência de *Exu* e *Ogum* como pimentas diversas, espada-de-são-jorge e quebra-demanda e três lanças de ferro voltadas para cima, como um para-raios triplo. Esse vaso pode ser confeccionado em qualquer fase da lua e deve ser posicionado à esquerda de quem entra na residência. Para equilibrar suas vibrações e atrair bons fluídos, à direita de quem entra você também pode posicionar um vaso do mesmo tamanho com plantas machos e fêmeas dos elementos terra e água que atraiam felicidade, harmonia e prosperidade, regidas por qualquer uma das *Iyabás*, por *Oxóssi*, *Xangô* ou *Logunedé.*

QUINTAL DA FRENTE

Assim como o portão principal, o quintal de entrada da casa também é um ponto que precisa de atenção, pois é através dele que você direcionará as energias que deseja atrair para dentro de casa. Além disso, é também no quintal de frente à casa que você vai anular possíveis energias e vibrações que passem do portão. Quer um exemplo? Olhando para dentro do quintal, a partir do portão principal, identifique o primeiro e mais próximo ponto onde seus olhos alcançam – é exatamente ali que você vai posicionar um *vaso de poder* com comigo-ninguém-pode e sete espelhinhos pequenos virados para a rua, para afastar a inveja e o olho-gordo que entrarem. Assim como o vaso de defesa do portão, esse também pode ser feito em qualquer fase da lua e preferencialmente numa segunda ou terça-feira.

Após o vaso principal – e especialmente se a distância do portão até a casa for longa -, você pode plantar uma sequência de sete espécies de flores ou ervas cheirosas que atraiam boas companhias, harmonia e felicidade, regidas principalmente pelos elementos *terra e fogo* – como as de *Oxóssi*, *Logunedé*, *Oxum* e *Iansã*, da mais forte até a mais suave, criando um corredor que convide à entrada da casa. Assim como as energias da rua podem ser nocivas, de lá também vêm a nossa felicidade e essa "trilha" convida as boas energias a entrarem em nosso lar.

SALA PRINCIPAL

A sala principal é o local onde receberemos as visitas e confraternizaremos com as pessoas queridas. Além de ser um dos locais da casa onde mais devemos cuidar da limpeza e da decoração, também é importante que as pessoas ali se sintam à vontade e confortáveis. Por isso, espalhar pequenos *vasos de poder* ou potes de grãos que ativem a boa comunicação e troca de experiências, com plantas de *ar* e *água* decorados com moedas, são uma excelente opção. Outro aspecto importante é definir a posição em que será posicionada a poltrona principal do dono da casa e, ao seu lado, um *vaso de poder* com folhas regidas pelo elemento *terra* que estimulem a confiança, a sabedoria e a liderança.

A sala de estar também costuma ser o ambiente onde reunimos nossa família e onde relaxamos quando estamos em casa. Dessa maneira, além dos vasos que potencializem a comunicação e o bem-estar, também é importante criar *vasos de poder* que favoreçam o descanso mental e emocional, o afeto e a harmonia, com espécies regidas pelo elemento *ar* ou ainda com sinos-de-vento nas janelas da sala. Tanto em um quanto em outro caso, os vasos devem ser criados preferencialmente em lua crescente ou nova, às quartas-feiras ou aos sábados.

Caso não seja possível preparar os *vasos de poder* para o portão principal de entrada, caso sua casa não tenha quintal de frente ou até mesmo caso você more em apartamento, você também pode criar versões em miniatura das indicações anteriores e posicioná-las imediatamente atrás da porta de entrada da sala principal.

Sala de jantar

Assim como a sala principal, a sala de jantar também é um ambiente de confraternização e as mesmas indicações valem para ela. Porém, é importante equilibrá-las com folhas mais frias para favorecer a digestão e o bem-estar. Arranjos florais de mesa com cores quentes, como o vermelho e o laranja, funcionam bem – entretanto, evite usar ervas ou plantas que exalem muito perfume, pois isso pode prejudicar o sabor dos alimentos e desarmonizar os momentos vividos ali. Outra opção é instalar uma lareira na sala de estar ou de jantar, onde além de ativar a energia do elemento *fogo* você também poderá queimar ervas secas em defumação.

Cozinha e despensa

A cozinha e a despensa são os cômodos da casa nos quais mais facilmente podemos ativar a magia dos *vasos de poder*. É nelas que guardamos e preparamos os alimentos, por isso, cada refeição pode se transformar num ritual específico.

Além disso, se você armazena os grãos, temperos e mantimentos da despensa em potes ao invés da embalagem original deles, pode usar esses mesmos potes como recipientes para os seus rituais – basta encantá-los na hora de armazenar e, se quiser, colocar dentro de cada um deles o seu encantamento escrito em papel branco e virgem. Uma dica: numa quinta-feira de lua crescente ou cheia, prepare um *vaso de poder* misturando um punhado de cada grão, semente e mantimento que você tiver em casa, consagrando-o a *Oxóssi* e determinando em seus encantamentos que o alimento seja sempre farto e abundante em sua casa.

O fogão é sempre ponto de atenção no equilíbrio energético da cozinha: quanto mais bocas, melhor! Ao mesmo tempo, é importante posicionar *vasos de poder* com plantas regidas pelos elementos *terra e água* próximos a ele, para equilibrar sua potência. Uma alternativa é criar uma pequena horta mágica na sua cozinha, que além de magia, também servirá como fonte de temperos e condimentos fresquinhos para usar nas suas receitas culinárias. Nos próximos capítulos vamos falar mais detalhadamente sobre isso e você ainda poderá fazer o download de um e-book exclusivo para aprender ***Como Criar sua Horta Mágica***!

DORMITÓRIO DO CASAL

Muito mais que um local de descanso onde colocamos a cama de dormir, um dormitório é um recinto sagrado dentro do nosso lar: é nele, afinal, que repousamos, sonhamos, amamos e meditamos mesmo sem querer. Por isso, cuidar das energias do dormitório do casal ou do dono da casa é de extrema importância, para que ele se transforme em um ambiente ao mesmo tempo relaxante e capaz de propiciar momentos de prazer, onde os casais sintam-se acolhidos e protegidos, mas também desejados e sensuais.

Além dos *vasos de poder* que harmonizem a convivência a dois, que favoreçam o relaxamento e o descanso mental e físico e que potencializem a libido e o amor entre o casal, outros aspectos mágicos também devem ser considerados no planejamento do dormitório ideal. O principal deles é o móvel da cama e sua posição dentro do cômodo. Sobre isso, o *Feng Shui* – tradição chinesa milenar que atua sobre a harmonização das energias dos espaços físicos através da manipulação e posicionamento de objetos, cores e artigos de decoração, corrigindo possíveis desalinhamentos através desses elementos – nos ensina que (YAMAMOTO, 1997):

> *"A cama deve sempre estar voltada para a porta de entrada do quarto, de preferência no canto oposto à porta. [...] Se não for possível [...], coloca-se um espelho numa posição que permita a quem estiver deitado ver a porta de entrada. [...] Contudo, deve-se ter o cuidado de não colocar a cama com os pés virados para a porta, para que não ocorra a perda de energia vital de quem estiver deitado nela. [...] Se não for possível [...] corrige-se esse problema com uma bola de cristal ou sino-de-vento entre a cama e a porta. [...] Um quarto em que a cabeceira da cama fica em direção a uma porta ou janela também não é considerado favorável. Deve-se colocar um biombo ou outro objeto que se oponha ao fluxo da energia que atravessa a entrada..."*

Além das sugestões indicadas pelo Feng Shui, os vasos de poder também podem ser utilizados como alternativa para equilibrar e (re)direcionar essas energias no dormitório principal. Além disso, você também pode usar a mesma técnica dos *vasos* para criar pequenas *almofadas mágicas*, que serão colocadas dentro dos travesseiros ou ainda debaixo do colchão ou do móvel da cama. Importante lembrar que energias bastante distintas são ativadas no quarto principal – como relaxamento e sensualidade – e uma boa ideia é criar *vasos de poder* que ativem as duas de forma muito equilibrada ou vasos específicos para cada função e que possam ser trocados facilmente de lugar na casa, como um rodízio, evitando excessos.

Dormitório dos Filhos e de Hóspedes

Assim como o dormitório do casal ou do dono da casa, os cômodos onde os filhos desse casal ou seus hóspedes repousarão também merecem atenção especial e as regras para posicionamento da cama são as mesmas explicadas anteriormente. As principais diferenças se referem a *quem* vai usar o dormitório. Num dormitório para crianças, por exemplo, é preciso ativar a calma e tranquilidade a fim de equilibrar o excesso de agitação comum às crianças. Já na adolescência, em que os hormônios estão à flor da pele, o ideal é posicionar *vasos de poder* que potencializem o equilíbrio mental e o desenvolvimento da inteligência e da carreira.

Da mesma maneira, no quarto de visitas devemos potencializar a amizade, confiança e proteção - tanto para aquele que usufrui do cômodo quanto para os donos da casa, que recebem a visita. Entretanto, no caso do quarto de hóspedes, devemos sempre evitar utilizar plantas que potencializem a liderança ou o domínio de ideias e favores, evitando assim que os papéis de anfitrião e convidado se confundam.

Banheiros e Lavanderia

A manutenção e harmonização das energias dos banheiros e lavanderia de casa tem importância fundamental no fluxo de dinheiro e prosperidade de quem reside nela. Isso porque o elemento água é simboliza a fartura e o dinheiro e é justamente pelos ralos que a água sai da casa. Além disso, é também ali que deixamos as sujeiras físicas e energéticas ao usarmos o tanque e máquina de lavar roupas ou a privada e ao tomarmos banhos higiênicos ou banhos energéticos. Ainda sobre os ensinamentos do Feng Shui, Celso Yamamoto (1997, p. 115) nos ensina que:

> *"Banheiros não devem aparecer muito, pois se estiverem muito visíveis atrairão a energia de qualquer pessoa que passar à sua frente [...] um espelho grande for colocado na parede oposta da porta [de entrada do banheiro, ou na própria porta, do lado de fora], ele refletirá o corredor do lado de fora, escondendo o banheiro e não atraindo a energia vital de quem passar à sua frente. [...] Pintar o banheiro de azul ou verde favorece o casamento e a harmonia*

familiar. Além disso, o azul e o verde são cores do elemento água. Pintando suas paredes dessas cores, alimentamos este cômodo com a energia de seu elemento, impedindo que ele absorva a energia de outros cantos da casa.".

Por esse motivo, é fundamental identificar cada um dos pontos de saída de água – como ralos, por exemplo - em que seja possível colocar um *vaso de poder* como filtro, com ervas frias regidas principalmente pelo elemento *terra*, a fim de neutralizar esse escape de energias justamente porque *terra é elemento complementar da água.* Caso não seja possível colocar seus vasos exatamente sobre os ralos (como os que ficam no box do chuveiro), posicione os *vasos de poder* na janela mais próxima ou sobre a caixa da descarga.

QUINTAL DOS FUNDOS

O quintal dos fundos, quando existente, atua como uma área de proteção aos que ali residem, além de também ser considerado "a base" ou "a fundação" energética do terreno. Como ele é o ponto mais afastado da rua – onde estão as energias externas que não podemos controlar -, é a partir dele que a *solidez* da casa se forma. Dessa maneira, assim como no quintal da frente plantamos espécies que potencializem a harmonia, a alegria, a felicidade, a prosperidade e o amor "da rua para dentro", nesse caso faremos a mesma coisa em sentido contrário, "dos fundos para dentro de casa".

O quintal dos fundos também é o ponto ideal para plantarmos árvores maiores, de preferência as que deem frutos. Além de termos um pomar próprio pra nos deliciar, as árvores maiores, quando encantadas, também atuarão no sentido de embasar e sustentar nossos desejos e seus ciclos de frutificação funcionarão também como ciclos de renovação energética. Ah, limpeza é fundamental! Por isso, recolher as folhas secas que caem dessas árvores favorece essa renovação e você ainda pode usá-las nas suas defumações!

Outros pontos de atenção

Equilibrar e harmonizar as energias da nossa residência ou espaço de trabalho vai muito além de colocar nossos *vasos de poder* nos pontos estratégicos de cada cômodo. As folhas têm poder mágico surpreendente, mas, assim como nós, elas são seres vivos que dependem de outros fatores da natureza para atingirem seu melhor potencial. Assim, lembre-se sempre de verificar e buscar o melhor aproveitamento da luz natural que passa através das janelas e molhar cada vaso na medida certa, de acordo com as espécies escolhidas. Instale cortinas leves, que permitam o fluxo de ar e de energias, e - principalmente na sala de estar e na cozinha - proteja as saídas com sinos-de-vento ou pendentes de cristal que funcionarão como filtros para o que entra e sai por elas.

Outro ponto importante, principalmente nos cômodos com menor incidência de luz natural, é que eles sejam sempre bem arejados e que os spots de iluminação não atinjam diretamente os olhos de quem frequenta o espaço, pois isso pode irritar tanto o corpo físico quanto o mental. Dê preferência para lâmpadas de luz amarelada – elas dão sensação de conforto; lâmpadas brancas, somente na cozinha, hein!

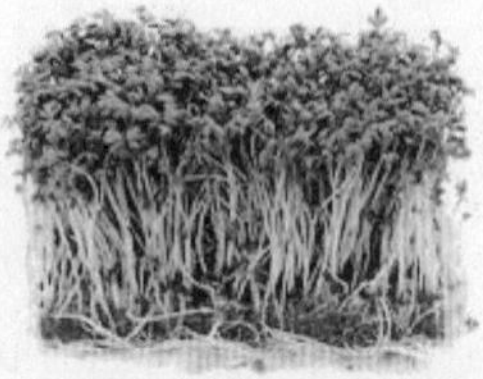

O Jardim de Poder

Em *O Poder das Folhas,* o volume um da Trilogia As Folhas Sagradas, aprendemos que toda forma de afeto é também uma forma de magia: quando sorrimos para alguém, quando dizemos um *bom dia* sincero, quando abraçamos ou cantamos, estamos praticando magia. Isso porque, como já vimos anteriormente, tudo ao nosso redor é energia potencial, aguardando ser desperta, combinada e transformada através do princípio da *dádiva: a*s palavras, as músicas e as emoções que manifestamos ao plantar, colher ou manipular um alimento ou uma planta influenciam na forma como ela cresce e reage às nossas intenções e, com isso, ela também passa a influenciar a maneira como nós vivemos e nos relacionamos com as pessoas e as situações ao nosso redor.

Além disso, também aprendemos que cada cômodo da casa ou do ambiente de trabalho tem energias específicas que devem ser equilibradas e ativadas de acordo com a função que cada um deles desempenha. Para isso, podemos fazer uso dos diversos *vasos de poder* e, quando possível, termos o nosso próprio quintal com as mais diversas espécies que utilizaremos tanto nos vasos que ativarão a magia em nossa casa quanto para criar outros rituais e receitas de banhos e defumações.

Agora, pense comigo... Se para além dos *vasos de poder* ainda fosse possível criar a sua própria Horta Mágica em casa, mesmo em espaços pequenos, residências sem quintal ou em apartamentos, seria incrível né? E isso pode se tornar realidade! Existem diversas espécies de plantas que se adaptam muito bem a espaços com pouca incidência de sol, com maior umidade e até com pouca exigência de água. Observando as necessidades de cada uma delas, você pode cultivar as suas mudas na varanda do seu apartamento ou na sua cozinha.

Além disso, muitas das plantas de pequeno porte (que são ideais para as nossas hortas mágicas caseiras) têm tripla finalidade: elas podem ser usadas nos seus *vasos de poder*, rituais de banhos e defumações; na decoração e ornamentação do seu lar e como tempero na sua cozinha. Alguns exemplos muito úteis e fáceis de cuidar são:

- Alecrim;
- Capim Limão e Capim Cidreira;
- Capim Cidreira;
- Cânfora;
- Coentro;
- Erva Doce;

- Hortelã;
- Malva Cheirosa;
- Manjericão;
- Pimentas de diversos tipos;
- Sálvia;
- Salsinha;
- Salsão;
- Sândalo;
- Tomilho.

Pra te ajudar a criar o seu próprio jardim de poder, eu preparei um presente exclusivo que você pode baixar agora mesmo: o e-book ***Como Criar Sua Horta Mágica***. Na página a seguir você encontrará as instruções de como baixar o seu e-book bônus, aproveite!

E-BOOK GRATUITO

Como Criar sua Horta Mágica

Aprender sobre **O Poder das Folhas** *exige muito mais que leituras e estudos teóricos: é preciso pôr a mão na massa - ou melhor, na terra. Sentir sua energia, cultivar seu poder e assistir à magia da vida crescendo diariamente diante dos seus olhos.*

Por isso, eu criei um **e-book gratuito** *chamado "***Como Criar Sua Horta Mágica***". Nele você vai aprender as maneiras corretas de preparar o solo, semear e cuidar das suas plantas para que elas cresçam fortes e saudáveis, seja em pequenos vasos ou em grandes quintais.*

Acesse o link abaixo com o leitor de QR-Code do seu celular ou digite o endereço no seu navegador da internet e baixe o seu e-book!

http://www.opoderdasfolhas.com.br/horta-magica

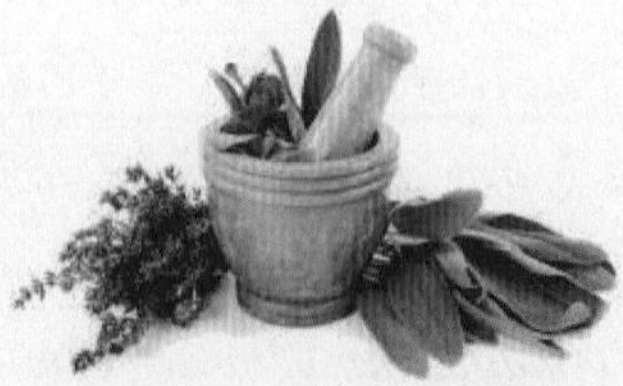

A Cozinha Mágica

A primeira lição que aprendemos ao frequentar um terreiro de *umbanda* ou de *candomblé* é que a magia dos Orixás começa na cozinha. É nela que se preparam as oferendas sagradas para as divindades, onde se limpam os animais sacrificados após os rituais e a partir de onde toda a comunidade se alimenta. Cada Orixá tem suas particularidades, suas comidas e temperos prediletos, e até mesmo aqueles aos quais são completamente avessos, não podendo recebê-los em suas oferendas sob qualquer hipótese. O Prof. Dr. Vilson Caetano de Souza Jr, pesquisador em antropologia das populações afro-brasileiras e alimentação e cultura e autor de diversos livros, dentre eles "Comida de Santo que se Come" (2019, p. 18-19), explica que:

> *"Nas religiões de matriz africana, a comida é entendida como força, dom, energia presente nos grãos,*

raízes, folhas e frutos que brotam da terra. A comida é a força que alimenta os ancestrais e ao mesmo tempo o meio através do qual a comunidade alcança o mais alto grau de intimidade com o sagrado através da consumação. Para o povo de terreiro, informar sobre as iguarias oferecidas aos ancestrais não é o mesmo que falar sobre os de comer cotidianos, chamados também de "comidas de branco". As comidas oferecidas aos santos nos terreiro são sempre particulares a uma determinada casa, embora se possam observar certas coerências entre elas. Receitas pela metade, pratos sem nomes, queixas e justificativas somam-se a recriações, a todo instante, no fogão dominado pela iabassê, verdadeira sacerdotisa da comida sagrada.".

Além disso, a alimentação também tem papel fundamental na saúde e rotina humanas: quando nos alimentamos de maneira equilibrada e balanceada, nosso organismo funciona de maneira correta e ganhamos mais disposição para o dia-a-dia; da mesma maneira, ao nos alimentarmos de maneira incorreta, imediatamente nosso corpo reage e nos sentimos cansados, indispostos e até mesmo doentes. Com isso, podemos perceber o papel fundamental dos alimentos tanto em seu aspecto mágico quanto em seu aspecto físico. O que muitas vezes não nos damos conta, porém, é que é possível integrar os dois aspectos e transformar cada refeição em um ato de magia, bastando para isso ativar o poder adormecido dos grãos, sementes e temperos que utilizamos, com base em tudo o que aprendemos até então: *consciência, propósito, palavras de poder e responsabilidade.*

Como também vimos no capítulo anterior, é na despensa de casa que armazenamos os alimentos e mantimentos que, no simbolismo da magia, representam a fartura e a prosperidade das nossas vidas. Da mesma maneira, é na cozinha que, ao preparar quaisquer receitas, ativamos a energia do elemento *fogo* de maneira mais direta através do uso do fogão e, como já aprendemos em ***O Poder das Folhas***, é justamente esse elemento quem dinamiza nossos objetivos, "esquentando" as energias e permitindo que elas se movimentem e transformem de acordo com nossos desejos, atuando como se fosse o "combustível" mágico necessário para isso.

PREPARANDO O ESPAÇO MÁGICO

Ainda que qualquer ato diário possa se transformar num ritual de poder, uma cozinha mágica tem suas particularidades. A primeira delas é criar um ambiente propício ao seu redor: ao decidir preparar alguma receita de magia, sintonize a energia do espaço com o seu objetivo. Para isso, deixe as louças no lugar certo, a pia limpa, o fogão sempre em ordem e separe com antecedência cada um dos ingredientes e utensílios que utilizará no preparo. Dependendo da situação, queime um pouco de defumação ou incenso alinhado com os objetivos da receita que irá preparar e, se possível, tome um banho de ervas antes de começar.

Um aspecto importante é lembrar que a *magia* se dá pela combinação e manipulação das energias da natureza e, por isso, é sempre melhor utilizarmos utensílios feitos de materiais naturais como o metal e a madeira, evitando o plástico. Outra coisa que favorece a criação de um ambiente mágico na cozinha é dedicar alguns conjuntos de colheres-de-pau, facas, garfos e tábuas-de-cortar exclusivamente para quando você for fazer magia – ao contrário das panelas, que quanto mais usadas melhor, afinal *panela velha é que faz comida boa.*

ALQUIMIA E RECEITAS CULINÁRIAS

Como você já deve ter percebido, a arte de praticar magia lembra muito as ciências matemáticas: como tudo no universo, a transformação alquímica dos ingredientes acontece a partir da combinação de *pares complementares* e, justamente por isso, parece haver regras e leis que devem ser seguidas para potencialização ou anulação, união ou separação, de individualização ou complementação daquilo que se deseja. De maneira simplificada, o que acontece é que para que um objetivo mágico se realize verdadeiramente ele deve sempre estar em equilíbrio e, para isso, devemos ter em mente que, em termos de *magia e energia*, tudo – absolutamente tudo – é composto pela harmonização dos quatro elementos da natureza: *terra, fogo, ar e água.*

Além disso, você também pode levar em consideração a forma de preparo de cada alimento ou ingrediente na hora de equilibrar os elementos da natureza que vão compor o seu ritual: assados, cozidos ou fritos têm sempre uma carga maior do elemento *fogo*, por exemplo; ao passo que os batidos, resfriados ou congelados têm maios influência do elemento *água*. Da mesma maneira, nem todo ingrediente será servido: algumas vezes, como nos chás que antes de bebidos serão coados ou nos molhos de cozimento utilizado em carnes que vão ao forno, uma parte da receita ficará "escondida" e esse pode ser um dos grandes segredos mágicos das suas receitas.

GRÃOS, SEMENTES E FARINÁCEOS

Basicamente, todo grão, semente ou farináceo é regido pelo elemento *terra* e representa o potencial de crescimento, de fartura e de prosperidade que ainda não foi desperto. A *terra* é o elemento da natureza que simboliza, também, a segurança dos nossos passos, a firmeza nas escolhas e nos caminhos a seguir, a proteção e a coragem para criar e conquistas - não é à toa que os *ebós* de prosperidade feitos ao Orixá *Oxóssi* sempre tem muitos grãos envolvidos em seu preparo.

Justamente por simbolizarem a abundância e o crescimento é que precisamos ter cuidado com a maneira como armazenamos esses ingredientes em nossa cozinha ou despenas: exceto se estiver usando os grãos e sementes em um *vaso de poder*, é importante mantê-los sempre ao abrigo da luz e da umidade, em recipientes limpos e, principalmente, fechados com tampa ou – de preferência – com rolha. Primeiro porque potes de alimentos abertos permitem a entrada de sujeira e insetos; segundo, porque magicamente os potes abertos permitem que a energia desses ingredientes se esvaia, levando embora a sua prosperidade.

CARNES

Assim como todo e qualquer tipo de pimenta, desde a mais suave até a mais intensa, as carnes de qualquer tipo são regidas pelo elemento *fogo*, especialmente as carnes vermelhas, e representam a força vital, a energia, a capacidade de realizar alguma ação. Um ponto fundamental e que exige atenção na hora de preparar receitas mágicas na cozinha é entender a origem da carne que será preparada, afinal antes de se tornar alimento ela era uma vida. Nesse sentido, o que deve ser observado é, justamente, como essa vida foi tirada: há uma diferença sensível entre *abate* e *sacrifício* e essa diferença faz toda a diferença.

Não é novidade que a base da grande maioria dos rituais do *candomblé* e de diversas outras tradições afro-religiosa seja o *sacrifício* animal – o que, para leigos, pode parecer assustador. O fato é que, nessas condições, a vida desses animais é *sacralizada – tornada sagrada* - e, por isso, compartilhada entre homens e deuses. Os animais sacrificados nessas tradições devem sempre estar em perfeitas condições de saúde, não podem de forma alguma sofrer durante o ato sacrificial e, mais importante de tudo, só podem ser sacrificados se aceitarem entregar-se em honra às divindades. Caso qualquer um desses fatores não seja atendido, os sacerdotes não realizam o sacrifício do animal em questão; dessa maneira, carnes com origem nesses rituais já são, em si, um elemento de magia e podem ser utilizadas sem maiores preocupações.

Entretanto, carnes adquiridas no comércio em geral são, na sua grande maioria, originadas de *abatedouros,* trazendo consigo uma grande carga de energia negativa pela forma como esses animais são mortos. Choques elétricos, injeções ou golpes letais de toda sorte são as técnicas comumente utilizadas pelas empresas de abate animal e essa vibração fica "gravada" na carne e no sangue - é por esse motivo que muitas vezes ao comermos carnes no dia-a-dia, terminamos a refeição nos sentindo pesados e com dificuldades de digestão.

Nessas situações, caso você não tenha a opção de buscar carnes *sacrificadas* e acabe tendo que consumir carnes *abatidas*, é importante libertar a energia negativa do alimento antes de prepará-lo. Para isso, o ideal é lavar a carne em água pura com um pouquinho de sal grosso e, antes do preparo, encantá-la através de palavras de poder e imposição das mãos direcionando a ela as energias positivas do perdão e do amor. Após isso, você poderá, então, encantá-la de acordo com o objetivo principal do seu ritual.

Óleos e azeites

Assim como a grande maioria das ervas perfumadas, os óleos e azeites vegetais são regidos pelo elemento *ar* e estão relacionados às potencialidades de harmonização e equilíbrio, de agregação, de união; exceção a isso é o azeite de dendê, que é regido pelos elementos *fogo e terra* e tem potencial ativo, de geração e movimento. Diferente de outros tipos de alimentos, poucas são as ocasiões em que os óleos e azeites são consumidos sozinhos: seja para fritar, temperar ou para finalizar alguma receita, os óleos tem a característica de serem utilizados em conjunto a outros elementos, para aprimorar o sabor e o aroma dos alimentos principais da receita que estamos preparando, dando um toque de sofisticação ao seu preparo, combinando a eles os seus próprios aromas. Não é à toa que, na magia cigana, o azeite de oliva seja considerado sagrado e extremamente poderoso para "abençoar" qualquer ritual.

PÓS E TEMPEROS

Assim como os óleos e azeites, os pós e temperos também são regidos coletivamente pelo elemento *ar* - ainda que, conforme aprendemos em ***A Magia das Folhas****, volume dois da Trilogia,* cada um deles tenha suas regências específicas que podem abranger os quatro elementos da natureza. Tanto na culinária quanto na magia, os pós e temperos caracterizam-se por serem "acompanhamentos" dos alimentos principais e é com eles que vamos abrilhantar nossas receitas e dar aquele toque especial.

LEITES, OVOS E SEUS DERIVADOS

Os leites de diversas origens, os ovos e seus derivados

como os queijos e as margarinas são regidos conjuntamente pelo elemento *água* e são, por excelência, domínios das *Iyabás* – nome dado a todas as Orixás femininas – e de *Oxalá*, o pai da criação. Símbolo da vida, da multiplicação, da fertilidade e da abundância, são os leites e ovos que *dão liga* às nossas receitas, que aglutinam e fazem com que cada um dos demais itens, unidos durante o preparo, se torne um conjunto homogêneo no resultado final.

Os ovos têm simbolismo especial na magia, pois tanto energética quanto biologicamente carregam em si uma vida inteira. Nesse sentido, seu uso tem diversas funções mágicas quando cozidos e, em alguns casos, quando utilizados crus – especialmente quando oferecidos a *Oxum*, Orixá da fertilidade, da beleza e do amor. Os leites, por sua vez, têm caráter nutritivo e esse é o principal simbolismo que carregam também em seu uso mágico: é pelo leite que as mães amamentam e dão força e saúde aos seus filhos.

Uma opção de receita que além de saudável também tem potenciais mágicos especiais são os leites vegetais, sejam eles de origem direta como o leite de coco ou o leite de soja, ou ainda os preparados em casa com as diversas sementes e grãos disponíveis.

Os benefícios dos leites vegetais

Você certamente já ouviu falar neles, mas talvez não saiba que sejam tantos... E eu vou te contar uma coisa: a cada dia surgem mais deles. Seja nas cozinhas de casa ou nas receitas de renomados chefs gastronômicos, uma coisa é certa: os leites vegetais chegaram pra ficar! Para muito além dos conhecidos leite de coco e de soja, diversos outros tipos de leite podem ser extraídos a partir de sementes e elementos vegetais e além de serem extremamente saudáveis eles também são deliciosos!

Assim como na criação de banhos e defumações de poder, a criação de leites vegetais também pode ser uma forma de realizar seus rituais mágicos. Cores, sabores e aromas são elementos que ativam os nossos sentidos e fazem vibrar as energias ao nosso redor. Por isso, você pode combinar os segredos e poderes das folhas sagradas com as receitas da cozinha: arroz para a prosperidade, aveia para multiplicação e abundância, nozes para amor e sedução. Quando pensamos na nossa Horta Mágica é claro que a ideia principal é ter à mão folhas e ervas cheirosas para criar os nossos banhos e defumações em casa, mas... Já pensou em usar a sua horta como uma alternativa de saúde e qualidade de vida?

Não que você vá plantar tudo aquilo que come - afinal a grande maioria de nós não mora em grandes fazendas -, mas repensar nossos hábitos alimentares e eventualmente substituir os produtos industrializados pelas produções caseiras ou orgânicas, além de divertido, pode ser uma opção muito saudável. Nesse sentido, os leites vegetais são uma experiência bem bacana que eu testei e aprovo! Além disso, os leites vegetais também são uma excelente opção para quem é intolerante à lactose, para quem tem colesterol alto ou simplesmente para quem quer adotar uma alimentação mais equilibrada, pois possuem baixo teor de gordura e são ricos em vitamina B e ferro.

O leite vegetal mais fácil de encontrar nos supermercados é o de soja, que também é o mais popular e acessível. Além da versão "pura", diversas marcas oferecem opções de leite de soja saborizados ou de sucos à base dele. Outro leite vegetal fácil de ser encontrado é o de coco, que costuma ser utilizado para fazer sobremesas, mas com o passar dos tempos está ficando mais fácil encontrar outras opções. Especialmente nos mercados municipais das principais capitais do país ou em redes de hortifrutis especializados já é possível encontrar, por exemplo, o leite de arroz e o de aveia.

Também é possível criar leites vegetais de praticamente todos os tipos de grãos e sementes - em sobremesas, naquele lanchinho durante o dia ou em receitas sofisticadas, o que vale aqui é a sua criatividade! O sabor de um tipo de leite vegetal para o outro varia muito, então a grande dica aqui é experimentar: se você não gostar do leite de Castanha do Pará, por exemplo, experimente outra semente ou outras combinações! O que não vale é desistir de primeira, hein?

A cor dos leites vegetais também varia bastante e está diretamente ligada às quantidades e combinações que você cria. O leite de coco e o de arroz são geralmente os mais brancos; já o leite de castanha de caju ou de amendoim são mais escuros, na cor creme. Lembre-se que as sementes mais escuras geralmente têm sabores mais ocres e acentuados; da mesma maneira, sementes de cor mais clara e textura mais macia, em sua grande maioria, têm sabores mais delicados e se combinam melhor entre si.

Além do sabor e da cor, as propriedades nutricionais também variam de um leite para outro. O de soja, por exemplo, é rico em cálcio e proteínas; o de arroz é rico em vitaminas do complexo B; o de aveia em vitamina E e fibras; já o de nozes em ácidos graxos ômega-3 e 6, zinco e minerais. Cada um possui sua particularidade medicinal e energética, dependendo dos ingredientes que você combinar, mas todos podem substituir o uso dos leites de origem animal no café, no achocolatado, na vitamina ou em receitas de bolos e tortas.

O mais legal de tudo é que para preparar o seu próprio leite vegetal em casa são necessários poucos utensílios: basta ter um pano fininho ou um coador de café daqueles de tecido; um liquidificador potente; água pura (de preferência mineral) e os grãos ou sementes que você queira usar. Bata tudo no liquidificador, coe, deixe por alguns minutos na geladeira e aproveite!

FRUTAS, VERDURAS E LEGUMES

As diversas frutas, verduras e legumes têm regência coletiva dos elementos *terra e água,* mas assim como os temperos, também são energeticamente relacionadas individualmente a cada um dos quatro elementos da natureza em função de seus Orixás regentes. Ao mesmo tempo, assim como os grãos e sementes, são também sempre regidas e oferecidas ao

Orixá *Oxóssi* como símbolo de fartura, prosperidade e felicidade – principalmente as frutas que tragam muitas sementes.

Um dos aspectos mais importantes a considerar quando estivermos realizando magia na cozinha - além da energia e regência específicas de cada espécie, é claro – é observar principalmente sua cor predominante e seu formato. Vegetais de forma mais arredondada e cores fortes costumam estar relacionados às *Iyabás*, e às magias de amor e sedução – como o morango, a maçã e a melancia. Por outro lado, vegetais de formato alongado e/ou pontiagudo, de cores escuras e sabor acentuado, costumam estar relacionados aos Orixás masculinos e às magias de proteção, defesa e abertura de caminhos.

Outra questão fundamental a ser observada é que alguns Orixás e Odus de Nascimento têm predileção por determinado tipo de vegetal, mas – e isso é *muito importante* – também têm seus tabus relacionados a outras espécies como, por exemplo, *Iansã* em relação à abóbora (pessoas regidas por *Iansã* ou pelo Odu Ossá não devem nem mesmo pronunciar o nome desse legume, chamando-o alternativamente de "inhame vermelho"). Por isso, é sempre importante verificar se há alguma restrição em relação aos Orixás que serão invocados ou em relação ao Odu de Nascimento[3] das pessoas que estarão envolvidas no ritual ou a quem ele é direcionado.

---

[3] Descubra o seu Odu de Nascimento: acesse www.diegodeoxossi.com.br/meus-odus e cadastre-se, é grátis!

As cores dos alimentos na magia

Cozinhar é uma arte e, como toda arte, deve ativar agradar a todos os sentidos humanos: *visão, olfato, paladar, tato e audição.* Isso porque, além dos ingredientes e encantamentos realizados durante o preparo, a energia pessoal de quem executa a receita e de quem consome o alimento que preparamos influencia no resultado dos desejos que comandamos ao cozinha-los e, cá entre nós, ninguém mantém uma energia positiva ao se deparar com um prato montado de qualquer jeito, feio e sujo, ou que cheire mal, concorda?

Por isso, a montagem e apresentação dos pratos também são importantes, assim como o cuidado em equilibrar as cores dos alimentos utilizados para que o resultado final seja, além de magicamente potente, visualmente agradável. Pensando nisso, a relação a seguir pode te ajudar a colorir suas receitas com base nos objetivos que deseja alcançar. Vale lembrar, ainda, que essa relação de cores vale para todos os elementos do ritual, desde os alimentos até a louça ou toalhas que você irá utilizar ao servi-los, as velas que utilizará na decoração do ambiente e todos os demais elementos escolhidos.

- **Branco**: limpeza, proteção e paz;
- **Laranja**: energia, saúde e força de vontade;
- **Vermelho**: coragem, proteção e sensualidade;
- **Amarelo**: inteligência, riqueza e comunicação;
- **Violeta**: limpeza, proteção e evolução;
- **Rosa**: amor romântico, autoestima e beleza;

- **Azul claro**: fraternidade, luz e serenidade;
- **Azul escuro**: força, coragem e prosperidade;
- **Verde**: saúde física, dinheiro e sabedoria;
- **Marrom**: segurança, consolidação e firmeza;
- **Preto**: proteção, limpeza e fim de ciclos.

Ah, outra coisa: nem todos os ingredientes ou elementos do seu ritual precisam, necessariamente, ser comestíveis. Você pode incrementar os seus pratos com itens que sejam puramente visuais ou olfativos, como por exemplo, pequenas flores decorando uma salada ou lascas de frutas ou raízes na finalização de um ponche, um drink ou um refresco nos dias de calor.

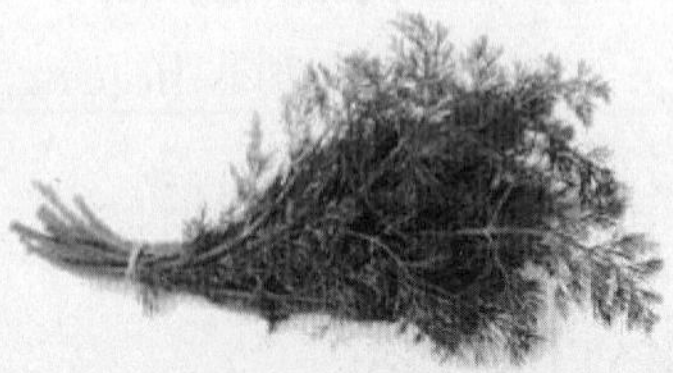

Aromaterapia & Magia com Perfumes

Dos cinco sentidos do corpo humano, o olfato é o mais suscetível ao poder e à magia das folhas sagradas: desde a escolha das espécies que vamos utilizar em nossos rituais até a realização dos mesmos, o aroma das folhas, flores e sementes é sempre um fator determinante para que ela faça parte das receitas de magia. Além do mais, o olfato também é o sentido que pode alcançar mais longe, percebendo mudanças no ambiente mesmo que não possamos enxergá-la, ouvi-la, vê-la ou tocá-la.

Na magia, esse sentido tem sido trabalhado desde a antiguidade, quando os primeiros perfumistas da história no

Antigo Egito, cerca de 2.000 A.C., buscavam criar fragrâncias que ativassem as percepções de tranquilidade, sensualidade ou autoridade através da combinação de diversos aromas. Já nos tempos atuais, a magia dos perfumes ganhou nova roupagem e passou a integrar o rol de terapias holísticas através da *aromaterapia*.

O QUE É AROMATERAPIA?

A aromaterapia é uma vertente das terapias holísticas que consiste na utilização de óleos essenciais e outros tipos de fragrâncias em aplicações específicas, com o objetivo de melhorar o bem-estar físico e emocional de quem a utiliza. Nela, as diversas flores, folhas, caules, raízes ou sementes das plantas passam por processos de extração que resultam em óleos altamente concentrados e que, a depender da forma de aplicação escolhida, serão diluídos em outro óleo, álcool ou água.

O uso terapêutico dessas aplicações muitas vezes se confunde com a aplicação mágica através da combinação dos aromas por seu potencial medicinal e por seus potenciais energéticos. Através da ativação dos sentidos do tato e do olfato, os óleos essenciais utilizados na aromaterapia influenciam o corpo físico, mental e espiritual.

ORIGEM HISTÓRICA

Ainda que a origem da produção de perfumes date do Antigo Egito, em meados de 2.000 A.C., foi somente no início do Século XX que o termo aromaterapia e suas formas de aplicação apareceram de fato, firmados pelo químico francês Rene Gattefosse em seu livro "*Aromatherapy*" em 1937, no qual o autor propunha uma abordagem estritamente medicinal da técnica. Embora Gattefosse e outros químicos na França, Itália e Alemanha tenham estudado os efeitos da aromaterapia por cerca de 30 anos, foi somente em 1982 que a técnica ganhou visibilidade mundial, a partir do livro "*The Practice of Aromatherapy*", do físico Jean Valnet.

Nos anos 80 e 90 as diversas técnicas de terapias holísticas tornaram-se conhecidas em todo o mundo, assim como as tradições de magia também passaram a ser mais amplamente divulgadas pela imprensa especializada. Ao mesmo tempo, com o crescente uso de óleos essenciais na medicina, diversas empresas cosméticas e farmacêuticas criaram linhas de produtos baseadas na aromaterapia e, desde então, cursos livres e de nível superior têm sido oferecidos ao público ensinando desde as aplicações mais simples até técnicas e teorias avançadas que se combinam com outras terapias alternativas à medicina tradicional. Em 2018, o Ministério da Saúde do Brasil incluiu a prática da aromaterapia no Sistema Único de Saúde, como parte da Política Nacional de Práticas Integrativas e Complementares.

Óleos essenciais

Os óleos essenciais são substâncias encontradas nas flores, ervas, frutas e especiarias, extraídos a partir de processos de diversos processos físicos e químicos como a destilação, a compressão ou o uso de solventes. Seu uso - com origem na China de 2.700 A.C., passando pela Índia, Arábia, Pérsia e Egito - se popularizou no mundo moderno a partir de 1563 com uma publicação de Giovanni Battista Della, que documentou algumas técnicas de extração dos óleos que, até então, aconteciam apenas pela imersão em diversos tipos de álcool.

Além da utilização na culinária e nas indústrias de alimentos e bebidas, cosméticos e farmácia fitoterápica, os óleos essenciais são a base para a aplicação de todas as técnicas da aromaterapia. Através das técnicas de extração obtém-se, então, o extrato mais puro de um vegetal, com todas as suas potencialidades físico-químicas e energéticas - motivo pelo que podemos utilizá-los em nossos rituais mágicos.

MÉTODOS DE EXTRAÇÃO

A evolução da tecnologia tem oferecido uma série de soluções para a produção dos óleos essenciais em larga escala dos óleos; ainda assim, é a delicadeza da folha escolhida e suas características físicas na formação dos tecidos vegetais que determinarão a melhor técnica a ser utilizada. Atualmente existem diversas técnicas de extração dos óleos vegetais, desde as mais rudimentares como a vaporização e o *enfleurage*, passando pela prensagem a frio e a hidro destilação, até as mais complexas, como a extração por solventes os fluídos supercríticos.

Quando falamos de magia, é importante lembrar que todas as etapas envolvidas no processo de obtenção dos nossos ingredientes influenciam no resultado final do ritual - por esse motivo, quanto mais natural e puro for o óleo escolhido, melhor! Entretanto, ainda que seja possível extrair e produzir o seu próprio óleo essencial em casa, muitas marcas de excelente qualidade estão disponíveis no mercado e dificilmente conseguiremos ter controle sobre qual método foi utilizado na extração de cada um deles. De qualquer maneira, o mais importante nesse caso é garantir que sua *consciência* e *propósito* estejam alinhados aos objetivos que deseja atingir com o seu ritual.

Destilação a vapor

A destilação a vapor é, até hoje, o método mais utilizado para a extração de óleos essenciais em todo o mundo. De procedimento simples, ele consiste em expor o elemento original à ação do vapor de água, que atravessa os tecidos do vegetal e leva consigo o óleo contido em suas glândulas. O vapor, já com o óleo, atinge um condensador e resfria-se, voltando ao estado líquido-oleoso. Na etapa final, separa-se o óleo puro das moléculas de água.

Prensagem a frio

Através de uma prensa hidráulica, são espremidos e extraídos em conjunto o suco e o óleo essencial da fruta manipulada, que são então separados por meio de jatos d´água.

Após essa etapa, o óleo passa por um conjunto de centrífugas que o separam de possíveis fragmentos sólidos e detritos resultantes da extração. É o método comumente utilizado para a extração de óleos de frutas cítricas, como limão, laranja e tangerina; além deles, os óleos vegetais como o de amêndoas, castanha e trigo também são extraídos dessa maneira.

Hidro destilação

Diferente da extração à vapor, na qual os elementos vegetais são expostos apenas à vaporização, na hidro destilação eles são completamente submersos em água morna (com temperatura inferior a 100ºC), evitando o cozimento das plantas e a perda de seus potenciais. A partir daí, segue por serpentinas e condensadores para a separação das partes. É um processo lento e considerado artesanal, porém muito utilizado em escala laboratorial.

Enfleurage

O *enfleurage*, também conhecido como enfloração, é utilizado para a extração de óleos essenciais de matérias primas delicadas, como as pétalas de flores, que podem ter seus potenciais perdidos se extraídos por outros métodos. Desenvolvido na França no século XVII, é um processo extremamente lento e caro, praticamente extinto nos dias atuais; ainda assim, de todos os métodos conhecidos, é o que fornece óleos de melhor qualidade e, por isso, vem sendo constantemente reinventado e adaptado. Nele, as pétalas são trituradas e colocadas sobre placas de vidro besuntadas com gordura animal ou vegetal inodoras, funcionando como uma esponja. A cada 24 horas as pétalas são substituídas e o processo repetido por várias semanas, até que a gordura fique saturada. A partir daí, ela é filtrada e destilada resultando num concentrado altamente aromático, misturado ao álcool e novamente destilado, até que se chegue ao óleo essencial. No filme "Perfume, a histórica de um crime", baseado no livro homônimo, é possível ver em detalhes a produção de diversos óleos essenciais através dessa técnica.

Extração por solventes

Alguns vegetais, devido à delicadeza de sua estrutura biológica e, algumas vezes, às suas características físico-químicas, não podem ser submetidos aos processos de extração descritos anteriormente, capazes de destruir seus aromas e potenciais energéticos. Nesse caso, a extração por solvente é aplicada e os óleos essenciais são obtidos através da infusão dessas plantas em substâncias químicas como benzeno, tolueno e éter de petróleo. Dependendo do solvente utilizado, o resultado da mistura pode se tornar extremamente tóxica e seu processo de purificação caro e complexo.

Fluídos supercríticos

A extração por fluídos supercríticos é o método mais complexo e tecnológico de todos e, também, é o que produz os óleos essenciais mais puros e de alta qualidade. Além disso, essa técnica tem ganhado notoriedade mundial por ser uma tecnologia limpa, atóxica e não residual, colaborando para a preservação da natureza. Nesse tipo de processo as plantas são expostas a gases que, em alta temperatura e pressão, passam ao estado chamado "supercrítico", intermediário entre o líquido e o gasoso. Uma vez que atinjam esse estado, os gases podem agir como solventes sem prejuízo químico, extraindo os óleos de maneira limpa e pura. A maior (e talvez única) desvantagem desse método, atualmente, é o preço dos equipamentos necessários para realizá-lo que, em escala industrial, podem chegar a milhões de dólares.

COMO FABRICAR ÓLEOS ESSENCIAIS EM CASA

A maneira mais simples de fabricar óleos essenciais em casa é através da extração por solventes naturais. Para isso, usando uma garrafa de vidro escuro, basta mergulhar cerca de 300g de matéria prima triturada em 1 litro de álcool de cereais e mantê-la bem fechada por cerca de 30 dias, ao abrigo da luz e da umidade.

Após esse período, coe bem a mistura e deixe-a em um recipiente aberto, como uma bacia de ágata, por exemplo, até que todo o álcool evapore e reste apenas o óleo desejado. Essa técnica também pode, desde o início, se transformar em um ritual de magia, bastando incluir na garrafa os seus pedidos e encantamentos escritos em papel virgem; você também pode misturar diversos ingredientes e experimentar versões "combinadas" dos óleos.

PERIGOS E CONTRAINDICAÇÕES

Devido à alta concentração química, tanto pelo extrato em si quanto pelos produtos utilizados em sua extração, é preciso tomar cuidado na utilização dos óleos essenciais - especialmente em aplicações diretas no corpo, diluindo-os em água ou álcool. Em entrevista à Revista Saúde (MORAES, 2017), a aromaterapeuta Andrea Darco - que realiza pesquisas sobre a aplicação medicinal da aromaterapia no Hospital Européen Georges-Pompidou, na França -, explica que: "*grávidas, crianças com menos de 3 anos, idosos, epiléticos, cardíacos, pessoas com síndromes em geral e que tomam muitos remédios não devem recorrer aos óleos essenciais antes de passarem por uma avaliação criteriosa*".

Ela também alerta para os riscos com óleos cítricos, à base de laranja, limão, tangerina ou gengibre, por exemplo: aplicá-los na pele e, em seguida, expor-se ao sol podem causar queimaduras. Na mesma entrevista, Guilherme Peniche, pesquisador da Universidade de São Paulo, também faz uma ressalva: "*compre um produto de marca confiável, com certificados de pureza, e fique de olho nas essências [que não são óleos essenciais, mas misturas]: apesar de cheirosas, elas não possuem propriedades terapêuticas*".

Outro aspecto a se observar, em termos de magia, é que os óleos essenciais são extremamente concentrados e, por isso, sua utilização deve ser sempre de gota a gota, assim como devemos sempre lembrar das regras de *equilíbrio mágico.*

COMO UTILIZAR A AROMATERAPIA?

A base da aromaterapia, como já vimos, são os óleos essenciais e suas combinações. Entretanto, existem diversas maneiras de aplicação desses óleos, que devem ser escolhidas com critério por quem irá aplicá-la: massagens, banhos, compressas, inalações, aromatizadores e sprays, almofadas aromáticas e escalda-pés são as mais conhecidas e cada uma delas tem especificidades que devem ser observadas. Além disso, ao aliar a aromaterapia à magia, outras técnicas também podem ser utilizadas como a unção de velas ou outros elementos rituais como bonecos, por exemplo; o "batismo" de artefatos mágicos ou de objetos em casa, como os batentes das portas; ou ainda a criação de perfumes mágicos para uso cotidiano.

MASSAGEM

A massagem é uma das técnicas que alia diversos sentidos em uma única aplicação: além do relaxamento do corpo físico através dos toques e do corpo mental através da criação de um ambiente propício à aplicação, você também pode encantar a mistura de óleos para o objetivo que deseja e, por exemplo, utilizá-la para potencializar a sensualidade e o amor.

Para isso, misture 20 gotas dos óleos essenciais escolhidos em 30ml (três colheres de sopa) de azeite de oliva extra virgem - essa quantidade é suficiente para o corpo todo. Outra opção é misturar 60 gotas dos óleos em 120ml de base vegetal ou loção sem cheiro.

BANHO DE IMERSÃO

Os banhos de imersão são uma versão "aprimorada" dos banhos energéticos: a mistura de óleos e/ou ervas é preparada numa banheira, na qual mergulhamos até o pescoço. A intenção aqui, assim como na massagem, é ativar outros sentidos e sensações do corpo, para além da função mágica do ritual, por isso é recomendável que, além da receita do banho, você também prepare o ambiente em que vai realiza-lo: pode ser com algumas velas ou incensos, com música ambiente ou ainda adicionando outros elementos ao seu banho, como pétalas de flores ou cristais.

O preparo desse tipo de banho é simples: numa banheira de tamanho padrão, misture 1 colher de sopa de azeite de oliva ou outro óleo vegetal para cada 5 a 10 gotas de óleo essencial. O recomendável é utilizar no máximo três tipos diferentes de essências.

Banhos de ervas ou banhos de óleos?

Nas tradições de matriz africana como o *candomblé* e a *umbanda* é muito comum a utilização de banhos de ervas como tratamentos terapêuticos e rituais de magia. Neles, as folhas frescas são fervidas ou maceradas em água pura, misturadas aos demais ingredientes da receita, coados e então utilizados. Mas... Existe diferença na utilização das folhas *in natura* e dos óleos essenciais para a realização de banhos mágicos?

A resposta é: *depende...* Sim, depende! A magia é feita de simbolismos e tradições, de costumes que são passados de geração para geração e que obedecem a regras sociais, culturais, energéticas e religiosas – e, sendo assim, uma não funciona sem a outra. Em termos de energia, tanto as folhas frescas quanto os óleos essenciais têm o mesmo potencial mágico (desde que esses óleos sejam realmente *puros*). O que diferencia, porém, é a função ritualística da receita que está sendo preparada: nas religiões de matriz africana, as folhas são sempre utilizadas em sua forma natural, pois, além da magia vegetal, invoca-se o poder do Orixá Ossain, deus africano das matas que detém o domínio e os segredos de todas as espécies vegetais existentes, sendo considerado ele mesmo a própria folha. Nesse caso, há que se manter a tradição e a função *religiosa* do ritual, pois há a presença de uma divindade e as folhas frescas são essenciais para que se cumpram seus fundamentos.

Ao mesmo tempo, ao realizar banhos mágicos fora do contexto religioso das tradições de matriz africana, você pode prepará-los a partir dos óleos essenciais sem qualquer prejuízo energético. Isso porque os óleos 100% puros são, nada mais, nada menos, que o sumo concentrado das folhas frescas e trazem com eles todo o potencial necessário. Fundamental, nesse caso, é selecionar com critério a origem dos óleos que você adquirir e ativar o poder de cada um deles através dos encantamentos específicos, como aprendemos em ***O Poder das Folhas: Banhos, Defumações e Magias.***

COMPRESSAS

As compressas têm função mais terapêutica do que mágica, visto que focam nos aspectos medicinais das ervas escolhidas. Em um litro de água morna ou fria - dependendo da utilização - misture 5 a 6 gotas de óleo essencial, umedeça um pano limpo na mistura e repouse-o sobre a parte do corpo desejada por 15 a 30 minutos, repetindo se necessário.

INCENSOS, AROMATIZADORES E SPRAYS

Assim como os banhos de ervas podem ser substituídos pelos banhos com óleos essenciais, também as defumações - em alguns casos – podem ser substituídas pela utilização de *réchauds,* incensos naturais e sprays aromatizadores preparados de acordo com o que aprendemos em ***O Poder e A Magia das Folhas.***

Para os sprays, basta misturar 3 colheres de sopa de álcool de cereais ou gin com 120 gotas dos óleos desejados, em 250ml de água mineral ou filtrada. Misture bem até que se forme um líquido homogêneo e armazene em um frasco borrifador. Uma técnica interessante é incrementar o seu spray com o uso de corantes naturais, ativando a magia das ervas e das cores num único ritual. Você também pode deixar alguns elementos naturais imersos na mistura, como paus de canela ou alguns cravos-da-índia, por exemplo.

Já nos *réchauds* - aqueles "aparelhinhos" de cerâmica que levam uma vela em baixo e, pelo aquecimento, perfumam o ambiente -, a medida é de 10 a 20 gotas de óleo essencial para 1 colher de sopa de água filtrada ou mineral. Essa mistura é o suficiente para um ambiente de até 20m².

INALAÇÕES

Diferente dos *réchauds* e sprays aromatizadores, que tem por finalidade principal a harmonização mágica e energética dos ambientes, a função principal das inalações é atuar sobre o *corpo físico* através de estímulos ao sistema nervoso central, ativando conexões bioquímicas que irão, então, serem processadas pelo cérebro, que por sua vez enviará sinais a todo o organismo, executando as informações recebidas. Todo esse processo acontece, pois, a partir da inalação dos óleos essenciais vaporizados que, em micropartículas, serão absorvidos pelo nariz e por todo o aparelho respiratório e, a partir dali, nosso corpo fará o restante do trabalho.

Justamente por isso, a prática da inalação – assim como das massagens e compressas - exige conhecimentos específicos sobre cada um dos óleos escolhidos e suas possíveis reações adversas como irritação cutânea ou alergias. A inalação na aromaterapia é aplicada através de vaporização: em um recipiente com água quente, mistura-se de 3 a 5 gotas de óleo essencial e cobre-se a cabeça com uma toalha felpuda, criando uma espécie de câmara de respiração. Nesse processo, é importante proteger os olhos com uma máscara apropriada.

ALMOFADAS AROMÁTICAS

As almofadas aromáticas têm dupla função e utilidade, agregando tanto os potenciais energéticos dos *réchauds* e aromatizadores quanto os potenciais terapêuticos das aplicações de inalação. A depender do tamanho das almofadas, elas poderão ser utilizadas como objetos de decoração – no sofá da sala, por exemplo – ou dentro do travesseiro de dormir.

As almofadas aromáticas também funcionam como rituais mágicos, podendo aliar o poder das folhas sagradas a outros elementos como as cores do tecido escolhido, os símbolos bordados sobre ele ou ainda objetos mágicos colocados dentro delas junto ao enchimento. Como em todo ritual mágico, é sempre importante utilizar matérias-primas naturais; por isso, escolha cuidadosamente o tipo de tecido e linha que serão usados em sua criação, assim como o material que a preencherá, dando preferência ao algodão, à juta ou outra fibra natural. Os óleos essenciais podem ser usados para ungir o tecido e linhas ou, se preferir, você pode imergir as fibras do enchimento numa mistura de álcool de cereais e óleos essenciais por 24 horas para que absorvam suas energias e, então, deixá-los secar ao natural até que todo o líquido evapore.

ESCALDA-PÉS

Os escalda-pés são uma das formas mais antigas de relaxamento e descarrego energético conhecidos pela sabedoria popular. Quem de nós nunca viu ou ouviu nossas avós recomendarem que nos sentássemos em frente ao sofá e imergíssemos os pés numa bacia com água morna e sal grosso ao final de um dia cansativo de trabalho? Mal sabiam elas que, em sua sabedoria, praticavam magia.

Não é à toa que para prevenir da gripe, por exemplo, evitamos andar descalços: assim como nossas mãos são canais de imposição e direcionamento de energias, nossos pés também são canais de entrada e saída de energia física e mágica. Fisicamente, nossos pés são o principal ponto de apoio do corpo físico; energética e espiritualmente, servem ainda ponto de conexão com a terra e, justamente por isso, diversas tradições mágicas pelo mundo recomendam a ancoragem e reconexão com a natureza através dos pés descalços sobre o chão virgem. Durante os rituais religiosos do *candomblé* e da *umbanda*, os iniciados em seus mistérios devem sempre estar de pés descalços como forma de respeito às divindades e de compartilhamento de energias.

Dessa maneira, a prática dos escalda-pés através da aromaterapia pode ser utilizada tanto para limpar e descarregar energias quanto para atraí-las e absorvê-las. A diferença para isso será, afinal, as ervas e óleos essenciais escolhidos. Além disso, assim como nos banhos de imersão e nas almofadas aromáticas, você também pode incluir outros elementos na bacia utilizada para o ritual como, por exemplo, joias, cristais, pétalas de flores ou ferraduras.

O preparo do escalda-pés é bastante simples: em uma bacia de ágata, louça ou barro com 4 litros de água (quente nos dias frios ou fresca nos dias quentes), dilua 6 gotas de óleo essencial misturadas a uma colher de álcool de cereais. Prepare o ambiente ao seu redor, sente-se relaxadamente e submerja os pés na bacia com a mistura por, no mínimo, 1 hora. Ao final, despache a mistura da bacia em água corrente, num jardim ou diretamente na terra. Um aspecto importante sobre o local despachar a mistura após o ritual: tudo na magia é símbolo e reconexão com a natureza. Por isso, se estiver realizando um escalda-pés para *descarregar* energias, a mistura deve ser despachada fora da sua casa; se o escalda-pés for para atrair positividades, despache-a no seu quintal ou num vaso de plantas, nunca pelos ralos de pias ou banheiro.

PERFUMARIA MÁGICA

A arte da perfumaria, como já vimos, tem origem desde a antiguidade no Oriente Médio, especialmente no Egito Antigo. Os primeiros registros do uso de perfumes datam de 2.000 A.C., com os faraós e outros membros importantes de sua corte. O uso dos perfumes ganhou tamanha importância que as primeiras greves da história da humanidade, em 1.300 A.C. e 1.330 A.C., aconteceram quando os soldados dos faraós Seth I e Ramsés II pararam de fornecer unguentos aromáticos. Entretanto, os métodos e instrumentos usados na produção de perfumes egípcios eram bastante diferentes dos que usamos atualmente, que têm sua origem na Arábia do século IX. Já os processos de extração de óleos de flores - até hoje um dos principais ingredientes dos perfumes - tem sua origem na Pérsia e de lá para a Espanha. Foi somente em meados dos séculos XII e XIV que a arte da perfumaria chegou à França que, desde então, estabeleceu-se como o centro europeu e mundial de pesquisa e comércio de perfumes.

A imensa maioria dos ingredientes usados em um perfume tem origem vegetal e, conforme essas origens e a intensidade de seus aromas, dividem-se em sete famílias distintas:

- **Cítricos**: também chamados "*frutados*", suas essências são extraídas das cascas de frutas como limão, bergamota e mandarina e produzem perfumes leves e estimulantes;

- **Florais**: extraídas de flores como rosa, violeta e jasmim produzem aromas suaves e delicados. Na composição de perfumes com notas florais, geralmente utiliza-se uma única flor;

- **Fougère**: de aroma mais acentuado, têm origem em ervas herbáceas e misturas de álcoois, tubérculos e raízes, dando um caráter bruto ao perfume;

- **Chipre**: sofisticados, os aromas dessa família são extraídos de musgos, geralmente do carvalho, lembrando o cheiro da terra;

- **Amadeirados**: extraídos das cascas e miolos de madeiras nobres como o pinho, o sândalo e o cedro, produzem aromas fortes, quase selvagens e têm maior durabilidade e consistência;

- **Orientais**: exótica, essa família é formada por aromas extremamente intensos, obtidos da mistura de temperos e especiarias como anis, canela, baunilha, cravo e pimentas;

- **Couros**: a mais intensa e seca das famílias aromáticas, seus perfumes são extraídos de matérias-primas de origem vegetal e animal como tabaco, madeiras e couro.

Um perfumista profissional chega a reunir 300 ingredientes diferentes em uma única receita e tem o olfato extremamente aguçado e treinado, sendo capaz de distinguir mais de 3 mil cheiros diferentes e combiná-los com harmonia. Como um maestro que compõe uma sinfonia, ele combina diferentes notas e é essa mistura que resulta no acorde ou na harmonia desejada. Além disso - e diferente do que a grande maioria de nós imagina - a duração de um perfume não depende de substâncias fixadoras: ao contrário, sua fixação está relacionada justamente a essas notas, à concentração dos óleos e extratos escolhidos para sua mistura, das matérias-primas usadas em sua composição e do percentual de álcool no qual esses óleos e essências serão misturados. Essa "*sinfonia aromática*" divide suas notas e acordes em três grupos principais:

- **Notas de saída (*cabeça*):** é a primeira impressão, que desperta o interesse pelo perfume; são aromas que evaporam rapidamente e são sentidos logo após a aspersão, como os cítricos;

- **Notas de coração (*corpo*):** é a alma do perfume, sua personalidade, composta por notas que expressam o tema principal que o perfume quer transmitir, evaporando mais devagar e sentidas quando ele evapora sobre a pele, tais como os florais, fougères e orientais;

- **Notas de fundo (*base*):** é o último acorde a ser percebido na sinfonia aromática de um perfume, sendo responsáveis pela fixação da fragrância, evaporando lentamente como as amadeiradas, os couros e os chipres.

A partir da escolha dos ingredientes e da composição de notas que formarão as fragrâncias finais é que são fabricados os perfumes em todo o mundo. Entretanto, há ainda que se observar a concentração de seus óleos aromáticos em relação ao líquido base – chamado *veículo* – que irá compor a receita final, geralmente uma mistura de álcool de cereais e água. Comumente, utilizam-se quatro escalas de concentração e mistura dos óleos selecionados com o veículo, a saber:

- **Eau Fraiche (água de cheiro):** versão mais diluída, com 1% a 3% de óleo de perfume em álcool e água, dura menos de uma hora;

- **Eau de Cologne (água-de-colônia):** expressão mais antiga usada para definir um perfume, é composta de 2% a 4% de óleos de perfume em álcool e água, com duração média de 2 horas;

- **Eau de Toilette (água de banho):** a fórmula mais comumente encontrada no comércio de perfumes, é composta de 5% a 15% de essência de perfume dissolvida em álcool e tem duração de cerca de 3 horas;

- **Eau de Parfum (perfume):** a mais concentrada e duradora das misturas, contém de 15% a 20% de essência pura de perfume, com duração aproximada de 5 a 8 horas.

A partir desses conceitos básicos sobre a criação de perfumes você poderá, então, preparar os seus perfumes da maneira correta. Para isso, além de escolher os óleos e fragrâncias com base nos potenciais mágicos específicos de cada um deles - como já aprendemos em ***A Magia das Folhas*** -, também é fundamental lembrar-se das regras de *equilíbrio e imparidade mágica.* Observe com cuidado qual é o seu objetivo para o perfume que está criando - atrair ou afastar, ativar ou neutralizar, acalmar ou provocar – e, a partir daí, defina o número de ingredientes que utilizará. Ao mesmo tempo, lembre-se que tudo no Universo acontece a partir do *equilíbrio* de energias e, portanto, para cada ingrediente quente e ativo devemos casar outro para acalmá-lo.

Assim como em todos os rituais que aprendemos até agora, é importante criar um ambiente propício para a produção da sua receita, escolher a fase da lua correta e pronunciar os encantamentos específicos para despertar o poder de cada folha que utilizar. Ah! Da mesma maneira, como já fizemos nos *vasos de poder* e nas *almofadas aromáticas*, você também pode escrever seus encantamentos e desejos em um pedaço de papel branco virgem e incluí-lo dentro do frasco do seu perfume!

COMO CRIAR SEU PERFUME MÁGICO

Uma vez que você já aprendeu os conceitos básicos para compor a sua sinfonia aromática e observou os preceitos mágicos para escolher os ingredientes que farão parte da sua receita e equilibrá-los através dos fundamentos de *imparidade e equilíbrio mágico*, chegou a hora de criar o seu perfume mágico. A preparação desse tipo de ritual é bem simples e, para isso, você vai precisar de:

- 01 garrafa grande de vidro escuro, para o preparo *(pode ser uma dessas comuns, de cerveja)*;
- 01 frasco de vidro com borrifador spray e capacidade para no mínimo 100ml;
- 01 funil médio, que caiba no frasco borrifador;
- 40ml de álcool de cereais;
- 40ml de água destilada;
- 20ml dos óleos essenciais escolhidos.

Duas observações importantes: (1) os 20ml de óleos correspondem ao total deles, já misturados de acordo com a sua receita mágica; (2) se não quiser utilizar a água destilada, faça a mistura na proporção de 80ml de álcool de cereais para 20ml de óleos. A água e o álcool podem ser encontrados facilmente em farmácias especializadas.

Com todos os itens necessários organizados, utilizando o funil, coloque a água e o álcool na garrafa de vidro escuro e, um a um, misture com os óleos essenciais escolhidos, pronunciando seus encantamentos. Tampe a garrafa e armazene na geladeira por sete dias. Após esse período, coe e transfira o conteúdo da garrafa de vidro para o borrifador spray e pronto! Se quiser, você também pode incluir elementos mágicos à mistura inicial como cascas, raízes, moedas ou cristais.

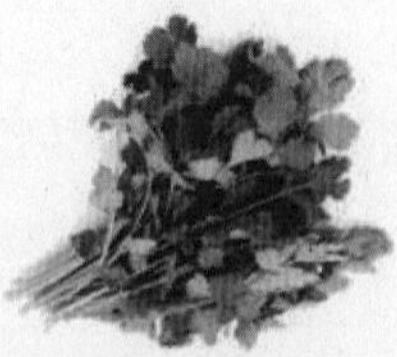

Outros Rituais de Magia com as Ervas

Para além da magia dos banhos e defumações que aprendemos em ***O Poder das Folhas,*** através dos fundamentos ancestrais das religiões dos Orixás, e dos ensinamentos sobre como equilibrar e potencializar as energias do nosso lar e dos nossos corpos físico, mental e espiritual que vimos juntos até aqui, outras formas de magia de diversas tradições pelo mundo também podem ser facilmente realizadas em casa e utilizadas para harmonizar as vibrações do ambiente ao nosso redor e favorecer nossos objetivos – desde os mais corriqueiros até os mais complexos.

Em todos eles, vale sempre lembrar os conceitos básicos da manipulação de energias: *responsabilidade, consciência e propósito.* Juntem-se a isso as lições da nossa jornada com *As*

Folhas Sagradas e, tenho certeza, você transformará cada pequeno ato do seu dia-a-dia em rituais cheios de poder!

BASTÕES XAMÂNICOS

Nós já falamos sobre eles no *volume 1 da Trilogia*, mas sempre vale a pena lembrar: os *bastões xamânicos* são maneiras poderosas de utilizar as folhas sagradas num ritual que combina beleza e magia. Além do potencial energético, os *bastões xamânicos* ainda servem para outras funções: enquanto as ervas utilizadas em sua confecção ainda estiverem frescas, eles podem ser pendurados nas portas ou janelas de casa como amuletos e talismãs para atraírem as boas energias e afastarem as negatividades; depois de secas, além do uso como defumação, eles ainda podem ser utilizados como lindos elementos de decoração.

Os *bastões xamânicos* têm, geralmente, entre 10 e 30cm e podem ser criados em diversos formatos e combinações de ervas, flores e sementes frescas, unidos em formato cilíndrico e amarrados com cordões de seda ou algodão ou ainda cipós ou folhas de rama. As sementes e elementos menores devem sempre ser colocados no interior da montagem, assim como os ramos de ervas mais quentes.

De dentro para fora, em sentido circular, inclua cada uma das espécies escolhidas, pronunciando seus encantamentos de poder. Ao final, quando for amarrá-lo, lembre-se de apertar bem, pois ao secarem os ramos de erva irão diminuir de tamanho e, para que o seu bastão não se desfaça no vento, os elementos precisam estar bem firmes e presos um ao outro.

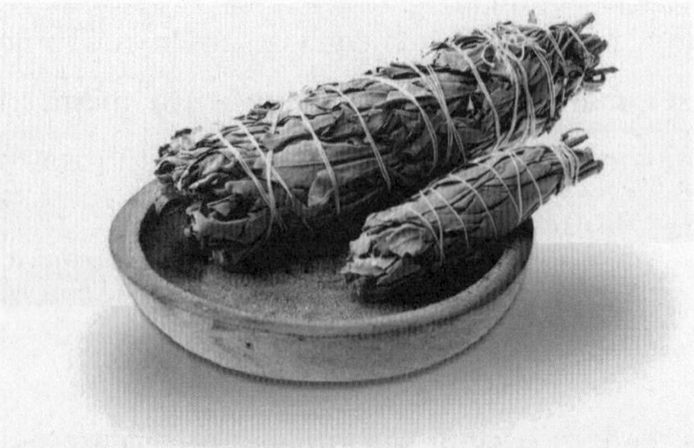

Foto: terramystica.com.br

CAMA DE FOLHAS

Outra técnica de magia muito comum nos rituais de iniciação do *candomblé* e nos tratamentos energéticos e medicinais dos *índios e xamãs* são as camas de folha. Nelas, além do potencial mágico e terapêutico de deitar-se sobre as ervas sagradas, você também poderá unir práticas como a meditação guiada ou a *ioga*, por exemplo.

A montagem da cama de folhas é bem fácil: selecionadas as plantas necessárias, coloque-as uma a uma no chão, montando uma espécie de cama. As folhas menores devem sempre ir primeiro, cobertas pelas folhas maiores como um lençol natural; ao finalizar, por cima de tudo, posicione uma esteira de palha onde você irá se deitar por algum tempo.

Um aspecto importantíssimo na realização desse tipo de ritual é saber a vibração de cada uma das espécies escolhidas: folhas quentes *nunca* devem ser posicionadas no espaço destinado à cabeça, pois a energia dessas ervas é muito forte e pode fazer mal ao equilíbrio mental. Da mesma maneira, evite posicionas folhas muito frias na posição dos pés, para que seus caminhos sejam sempre ativos e dinâmicos.

TENDA DE SUOR

As tendas de vapor são rituais tipicamente indígenas e muito utilizados atualmente nas tradições xamânicas por tudo o mundo. Entretanto, é preciso tomar cuidado caso você não tenha experiência com esse tipo de prática, pois, devido ao potencial químico de algumas ervas, pode causar intoxicações e outros males físicos.

A montagem de uma tenda de suor é complicada e, em sua forma original, exigirá que você construa uma tenda ou cabana ampla o suficiente para acolher você em segurança, afinal dentro dela também acenderemos carvões em brasa que irão aquecer uma pilha de pedras até que fique quente o suficiente para evaporar as misturas de água e óleos essenciais derramadas sobre elas.

Meu conselho? Não tente fazer esse tipo de ritual em casa e sem o acompanhamento de pessoas com experiência nisso! Uma alternativa é adaptar essa mesma técnica em saunas a vapor: prepare uma mistura de 1 litro de água destilada com 60 a 100 gotas de óleos essenciais e, aos poucos, derrame a mistura sobre as pedras da sauna para que evaporem.

GUIRLANDAS E ARRANJOS

Assim como os *bastões xamânicos* e os *vasos de poder*, os arranjos vegetais e as guirlandas têm dupla função: mágica e decorativa e seguem os mesmos princípios de montagem e encantamento que vimos anteriormente. A principal diferença, nesse caso, é que o formato também tem simbolismo mágico.

No caso das *guirlandas*, por seu formato circular, o ideal é criarmos combinações de ervas com objetivos de atração, geração e potencialização. Magicamente, o círculo é o símbolo do infinito e da continuidade, não sendo possível identificar nem seu início nem seu fim; ele também representa o ventre, o potencial de geração de vida e de multiplicação. Por esse motivo, mesmo incluindo elementos mais brutos em sua confecção, as *guirlandas* devem ser preparadas e encantadas como *talismãs* (artefatos mágicos que atraem nossos desejos) e não como *amuletos* (artefatos que afastam as negatividades).

Já os arranjos podem ser encantados para ambas as funções, *talismã* ou *amuleto.* Lembre-se, porém, que a *forma* e as *cores* são aspectos mágicos importantes para montagem.

POTES CIGANOS

Os potes ciganos são outra maneira de utilizar as folhas, flores, ervas e sementes sagradas em seus rituais de magia ao mesmo tempo em que decora sua casa ou seu altar. A propósito, um dos aspectos principais em qualquer ritual de *magia cigana* é a beleza daquilo que se vê e daquilo que não se vê: cores, formas, aromas, brilhos... Tudo na *magia cigana* é sempre criado com muito capricho e cuidado estético, mesmo quando devam ficar escondidos aos olhos de curiosos como, por exemplo, os vasos de imantação dos *Ciganos Guardiões*, que não devem ser expostos a olhos nus.

Assim como os *vasos de poder*, os *potes ciganos* podem ser criados e encantados para todo o tipo de objetivo, seja ele atração, proteção, sensualidade, saúde ou defesa energética e física. Em cada caso, serão escolhidas e encantadas uma grande variedade de grãos, sementes e especiarias, além de artefatos mágicos como cristais e moedas, perfumes diversos, terras de localidades diferentes, etc. Além disso, a *magia cigana* está diretamente relacionada aos elementos da natureza, às estações do ano e às fases da Lua, que devem ser observados cuidadosamente para a realização dos seus rituais.

Outro elemento importante na hora de criar os *potes ciganos* é o material e o formato do pote ou vaso escolhido. Aqueles que têm por objetivo atrair determinado tipo de energia devem, geralmente, serem feitos de vidro e ter a altura maior que seu comprimento e uma boca larga, que permita a circulação das energias ali firmadas. Já os *potes ciganos* que busquem estabelecer, consolidar e manter determinado objetivo mágico devem ter o comprimento maior que a altura; se estiverem relacionados aos elementos *água* ou *ar,* devem ser feitos de vidro; já os relacionados aos elementos *terra* ou *fogo,* devem ser feitos de louça ou barro.

Da mesma maneira, o objetivo principal a que se destina o *pote cigano* criado é que vai determinar se ele deverá ser mantido aberto ou fechado. Potes criados para *atrair* energias devem ser sempre abertos e, de preferência, serem "coroados" com um ou mais imãs; por outro lado, potes para consolidar e ancorar energias devem ser mantidos tampados – se forem de vidro, com rolha de cortiça; se forem de louça ou barro, com o material do qual são feitos.

Esse raciocínio também é utilizado na hora de confeccionar os *potes ciganos* e definir a ordem os ingredientes que serão colocados dentro dele. Em termos gerais as ervas, especiarias e artefatos mágicos mais *quentes* (geralmente em cores mais escuras) devem ser colocados na base, enquanto as mais *frias* (de cores mais claras) devem estar no topo do pote. Essa ordem, porém, pode ser aplicada de maneira inversa quando estivermos buscando *ancorar* ou *aterrar* determinada vibração.

Além disso, as magias com os *potes ciganos* contam uma história, crescem e florescem aos olhos de quem os vê. Por isso, os ingredientes utilizados em sua confecção não devem ser simplesmente misturados e colocados dentro deles; ao contrário, devem ser montados em camadas, uma para cada grão, folha ou artefato mágico. Entre uma e outra, além de verbalizar os seus encantamentos, você também pode colocar os seus pedidos e desejos escritos, ungindo cada um deles com óleos essenciais específicos ou, ainda, utilizar o azeite de oliva - elemento sagrado para o Povo Cigano e que simboliza a riqueza, a felicidade e a conexão entre o divino e o profano.

No capítulo a seguir você encontrará uma relação dos elementos e artefatos mágicos que comumente utilizo para compor os meus rituais e que podem ser utilizados nos seus *potes ciganos, vasos de poder* e outras receitas. Aproveite!

OBJETOS E ARTEFATOS MÁGICOS

Como vimos, todo ritual de magia, em qualquer tradição pelo mundo, é feito de simbolismos e combinações. É claro que os rituais mais simples, com apenas um ou poucos elementos, têm seu poder! Ainda assim, a prática da magia ativa diversos aspectos visíveis e invisíveis e está sempre relacionada ao equilíbrio fundamental entre os quatro elementos da natureza – *terra, fogo, ar e água* - e os três corpos que formam cada um de nós – *físico, mental e espiritual.* Assim, ao realizarmos um ritual estamos replicando nele, simbolicamente, todo o Universo para que, pela *dádiva,* alcancemos nossos objetivos.

Além das folhas, frutos, sementes, grãos e raízes, diversos objetos e artefatos de origem natural - e alguns criados pelo ser humano - têm vibração e potencial mágico que podemos agregar às nossas receitas. Para isso, basta conhecer um pouco mais sobre seus significados e seus simbolismos, combinando cada um deles como se contassem uma história ou tocassem uma sinfonia para que, ao encantá-los, assumam funções específicas e cumpram nossos desejos de maneira harmônica e equilibrada.

CRISTAIS E PEDRAS PRECIOSAS

Os cristais e pedras preciosas e semipreciosas são os mais conhecidos elementos de magia. Regidos conjuntamente pelo elemento *terra*, cada um deles tem suas características físicas e regências energéticas próprias e, por isso, é recomendável estudá-los antes de utilizar seus poderes em rituais. Em termos gerais, simbolizam beleza, riqueza e vitalidade; entretanto, a forma, a textura, a cor, o grau de transparência e a origem de cada cristal influenciam seus significados mágicos.

JOIAS E MOEDAS

Desde os tempos mais antigos até hoje em dia, as joias confeccionadas em diversos metais e pedrarias simbolizam beleza, poder, riqueza material e, muitas vezes, autoridade. Não é à toa que os reis e rainhas vestem suas coroas, colares e pulseiras com imponência ao aparecerem em público. Além disso, os metais com as quais são feitas também têm seus poderes específicos e, quanto mais nobre o material usado – como o ouro e a prata, por exemplo -, maior o poder mágico agregado a elas.

As moedas, por sua vez, além de simbolizarem a prosperidade, também estão relacionadas à abertura de caminhos, à capacidade de trocas e obtenção de ganhos e vantagens, à movimentação e à multiplicação – independentemente do valor monetário que representem. Isso significa que uma moeda de um real ou de um centavo tem o mesmo valor mágico, assim como as moedas antigas e correntes: uma moeda de um real usada uma única vez, valeu apenas um real; uma moeda de 10 centavos usada mil vezes, valeu muito mais! Um aspecto importante nesse simbolismo diz respeito às moedas estrangeiras: além dos significados já explicados, elas também representam a pluralidade cultural e a possibilidade de buscar e conquistar novos horizontes e objetivos.

COLHERES, TACHOS, GAMELAS E CALDEIRÕES

Os garfos e colheres de madeira – de formato *fálico* e, portanto, artefatos *masculinos* -, assim como os tachos de cobre e bronze, as gamelas e tigelas de madeira e os caldeirões de ferro – que lembram o *útero* e, portanto, são considerados artefatos *femininos* -, são artefatos mágicos que representam a geração e a manutenção da vida e, portanto, a prosperidade e a abundância.

Sua utilização deve sempre retomar os princípios de *equilíbrio energético,* do casamento de energias para que os objetivos sejam conquistados com harmonia. Dessa maneira, os garfos e colheres – ou ainda, em tradições de bruxaria, os punhais-ritual chamados *athame* – simbolicamente *fecundam* os tachos, gamelas e caldeirões, que podem ser utilizados como recipientes para o preparo de líquidos e poções durante os rituais ou como base para os *vasos de poder e potes ciganos.* Além disso, especialmente as colheres de pau, tem simbolismo relacionado à alimentação e ao sustento da comunidade a qual o ritual se destina, seja um grupo maior de pessoas – como um coletivo de trabalho ou uma empresa - ou os membros da sua família.

IMÃS

O simbolismo dos imãs é quase óbvio: atrair, agrupar, trazer para perto. Sua aplicação, entretanto, deve observar o formato e o tamanho do imã utilizado: em forma de círculo vazado, de moeda, de ferradura. Os imãs podem ser utilizados dentro dos *vasos de poder* ou dos *potes ciganos*, por exemplo, como divisores de uma camada para a outra.

Outra utilização muito comum são as magias de bonecos e para o amor. Entretanto, é preciso lembrar que os imãs têm a capacidade de atrair e repelir, dependendo da maneira como são posicionados - nesse sentido, ainda que não seja comum, podem ser utilizados para magias de afastamento.

FERRADURAS

As ferraduras, assim como os cristais, são talvez os mais conhecidos elementos de magia. Quem nunca ouviu falar em colocar uma ferradura atrás da porta de casa para atrair boa sorte, por exemplo? Feitas a partir de ferro fundido, pelo trabalho braçal dos ferreiros, as ferraduras são consideradas artefatos de energia *masculina* e, portanto, *de energia ativa,* regidas pelo elemento *fogo* e pelo Orixá *Ogum*. Seu potencial energético está relacionado ao movimento, ao avanço e ao progresso, à inteligência e à boa sorte – e quanto mais usadas, melhor. Seu uso é muito comum na *magia cigana*, onde a posição com que é utilizada faz toda a diferença: para cima (fig. 1), torna-se uma espécie de para-raios para as energias desejadas; virada para baixo (fig. 2), direciona e ancora essas energias no local em que é colocada.

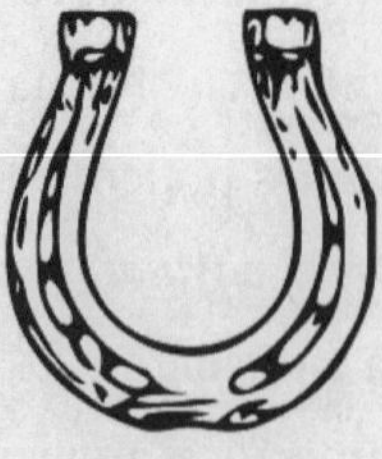

Figura 1

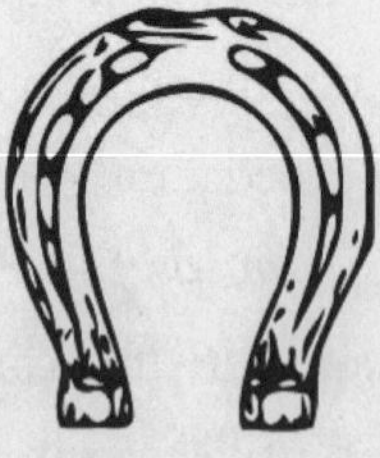

Figura 2

CHAVES

As chaves são artefatos mágicos que possuem diversos simbolismos, dependendo especialmente de sua origem, tamanho e posição com que são utilizadas em nossos rituais. Genericamente, são regidas pelo elemento *fogo*, simbolizando o falo, e estão relacionadas à capacidade de abrir e fechar caminhos, permitir o movimento ou impedir uma mudança, revelar segredos ou guardar e esconder o que se deseja. Além disso, por serem elas quem abrem e fecham as portas de casa, também estão relacionadas à proteção e à guarda daquilo que nos é importante.

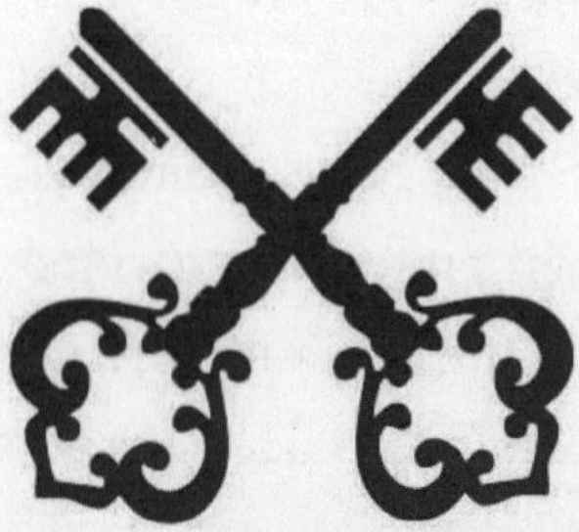

Figura 1

Figura 2

Figura 3

Figura 4

Na tradição afro-religiosa chamada *Batuque*, muito comum no sul do Brasil, as chaves são o símbolo máximo do Orixá *Bará* – também chamado de Orixá *Exu*, o senhor dos caminhos e das possibilidades. Nas danças em homenagem a esse Orixá, seus fiéis movimentam as mãos de um lado para o outro, como se carregassem uma chave e com ela abrissem o espaço à sua frente. É do *Batuque*, também, o ensinamento sobre como posicionas as chaves para um ou outro objetivo: cruzadas para cima e com o "segredo" para fora (fig. 1), simbolizam crescimento e expansão; para cima, com o segredo para dentro (fig. 2), atração e união; para baixo e com o segredo para dentro (fig. 3), representam proteção e guarnição; para baixo e com o segredo para fora (fig. 4), a liberação do que está guardado, a revelação do que foi escondido.

CHIFRES

Assim como as chaves, os chifres de qualquer animal simbolizam o *falo*, o elemento masculino que gera a vida e, portanto, que multiplica e reproduz. Entretanto, por serem de origem animal, são regidos pelo elemento *terra* e, nas magias do *candomblé* e da *umbanda*, estão sempre relacionados ao Orixá *Oxóssi*.

Além disso, em diversas culturas pelo mundo os chifres também eram utensílios do dia-a-dia, utilizados como copos e taças ou como vasos. Com a ponta do chifre virada para cima (fig. 1), são utilizados de maneira *ativa, para atração;* deitados, representam o equilíbrio (fig. 2); já a ponta do chifre virada para baixo (fig. 3) é utilizada de maneira *passiva, para expansão.* Outra utilização dos chifres – principalmente os de boi ou búfalo - é o de esconder o que está dentro.

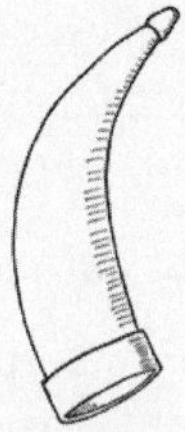
Figura 1

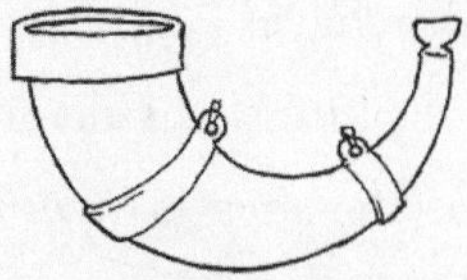
Figura 2

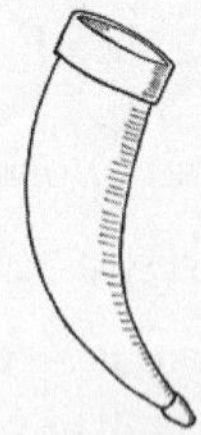
Figura 3

PARAFUSOS E TRILHOS DE TREM

Outro artefato mágico relacionado aos potenciais energéticos *ativos* e *masculinos* são os parafusos e trilhos de trem, regidos pelo elemento *fogo* e pelo Orixá *Ogum,* assim como as ferraduras. Diferente delas, porém, os parafusos e trilhos – além de simbolizarem a tecnologia, o progresso e o movimento -, estão diretamente relacionadas à ancoragem e à estabilização das energias invocadas, ao aterramento e à consolidação do encantamento.

No caso dos parafusos, virados para cima também podem servir como para-raios de energia assim como as ferraduras e as facas e lanças que veremos adiante. Virados para baixo, prendem e agrupam os demais elementos do ritual, dando segurança e firmeza, unindo física e magicamente.

Os trilhos, por sua vez, também podem ser utilizados como direcionadores de energias, criando uma barreira de proteção e solidez na formação de um jardim de poder. Enterrado no portão principal da casa protege contra roubos e assaltos e favorece a liderança daquele que realiza o ritual.

PENAS E PLUMAS

Em oposição às chaves, às ferraduras, aos parafusos e aos chifres, as penas e plumas das diversas aves existentes são consideradas artefatos de energia *feminina*, regidas pelo elemento *ar* e pela Orixá *Oxum*. Dependendo do animal da qual são retiradas, podem ser aplicadas tanto em magias de limpeza e descarrego espiritual, quanto em magias de amor, fertilidade, prosperidade e abertura – valendo, para isso, observar os hábitos de alimentação e vida do animal em questão.

Além disso, as penas e plumas simbolizam a capacidade de movimento, de dar fluidez e direcionar nossos desejos. Suas cores e texturas também devem ser consideradas na composição do seu ritual, assim como a forma como foram obtidas - sempre após a morte natural ou *sacrifici*al do animal, *nunca* por abate.

ESPELHOS

Assim como as penas e plumas, também os espelhos são artefatos mágicos de energia *feminina*, porém regidos pelo elemento *água* e pelas Orixás *Oxum e Iemanjá.* Seus potenciais mágicos estão relacionados à beleza e à fecundidade, à ampliação e à multiplicação, e principalmente ao direcionamento de energias para dentro ou para fora do ambiente.

Os espelhos de qualquer tamanho e forma são excelentes defesas contra a inveja e o mal olhado, especialmente quando combinadas com ervas e cristais para esse mesmo objetivo. Além disso, algumas tradições de bruxaria também utilizam o espelho como artefato divinatório, abrindo portais através deles para se comunicarem com as divindades e com os espíritos dos mortos.

Um aspecto importante na utilização de espelhos, muito utilizada no Feng Shui e que pode ser aproveitada tanto na decoração quando na criação dos seus *vasos de poder* e *potes ciganos*, é o formato da peça escolhida: plana, côncava ou convexa. O espelho plano, mais comum, tem ação neutra e pode ativado conforme os encantamentos desejados; os espelhos côncavos (com o formato de letra "C" e com a parte refletora no interior da curva), devem ser utilizados para reduzir ou afastar as energias que refletirem; já os espelhos convexos (com o formato de letra "C" ao contrário, com a parte refletora no exterior da curva), são utilizados para atrair, ampliar e aproximar aquilo que se deseja.

Pregos, lanças, facas e tesouras

De todos os elementos e artefatos mágicos citados até agora, os pregos, facas e lanças são os únicos que tem simbolismo dúbio, servindo tanto para a defesa quanto para o ataque. De forma *fálica* e, dessa maneira, de energia *ativa e masculina*, a utilização desses artefatos deve ser feita com critério para que não "esquentem" demais as suas receitas, prejudicando os rituais ao atraírem vibrações agressivas.

As lanças são os elementos mais indicados para servirem como receptores de energia negativa, devendo para isso serem sempre plantadas na terra, para neutralizarem as vibrações que porventura absorvam. Firmadas na diagonal, têm caráter belicoso; na perpendicular, com a ponta da lança para cima, servem como receptores de energias.

No caso específico das facas e das tesouras, assim como as lâminas e navalhas de todo o tipo, suas energias são ativadas para *cortar, dividir ou separar*. É por esse motivo que a sabedoria popular ensina que não é auspicioso ficar abrindo e fechando uma tesoura no ar, pois esse ato pode cortar os as vitórias que estejam no nosso caminho. Na *magia cigana*, uma faca que cai no chão atrai brigas e confusões e, se isso acontecer, deve-se imediatamente recolhê-la e, com a ponta do objeto, riscar o chão por três vezes, em formato de cruz.

Ainda assim, o material do qual são feitos esses artefatos definirão de maneira sensível os objetivos mágicos aos quais se destinam: as de ferro ou de liga de metais são regidos pelo elemento *fogo* e, como já vimos, utilizadas para ataque, defesa e proteção. Já os que são feitos de ossos ou chifres, regidos pelo elemento *terra*, estão relacionados à caça, à alimentação, à batalha diária pela conquista dos objetivos e à sobrevivência frente aos perigos e desafios do dia-a-dia.

Daqui pra frente...

Depois de uma longa jornada entre ***O Poder, A Magia* e *O Segredo das Folhas***, chegamos ao final da nossa trilogia, e eu quero agradecer o seu carinho e a sua dedicação até agora! É uma honra poder compartilhar esses conhecimentos com você e eu desejo que a nossa história não termine aqui. Por isso, quero te convidar a seguir comigo nessa jornada e, para darmos o próximo passo juntos, eu preparei mais uma surpresa pra você: junto com o livro ***O Segredo das Folhas*** você também ganha de presente o acesso ao *curso online completo!*

São 12 aulas online para assistir quando quiser e onde estiver através do computador, *tablet* ou celular, para aprofundar seus conhecimentos e aprender um pouco mais sobre como identificar, classificar e combinar as ervas e plantas sagradas para preparar as suas próprias receitas de poder para tratar e harmonizar diversos conflitos energéticos como o amor, a prosperidade e a abertura de caminhos! Para aproveitar as aulas do *curso online* é bem simples: basta acessar o site **www.arolecultural.com.br/classroom**, fazer o seu cadastro e definir um login e senha de acesso. Durante o cadastro, além dos seus dados pessoais, você precisará informar o código de barras *que aparece na contracapa do livro* e o código promocional do quadro abaixo.

Caso você já possua outros livros da Editora Arole Cultural que dão acessos a cursos, palestras e demais conteúdos e já tiver feito o seu cadastro na Sala de Aula Online, no menu do site, depois de fazer o seu login, há uma opção chamada "Cadastrar Cupom Bônus". Nesse caso, é só clicar nele e cadastrar o código de barras e cupom abaixo. Lembre-se de digitar o cupom *exatamente* como aparece no quadro a seguir: 4 letras, hífen e a sequência de seis letras e números.

OSDF-60B2D5

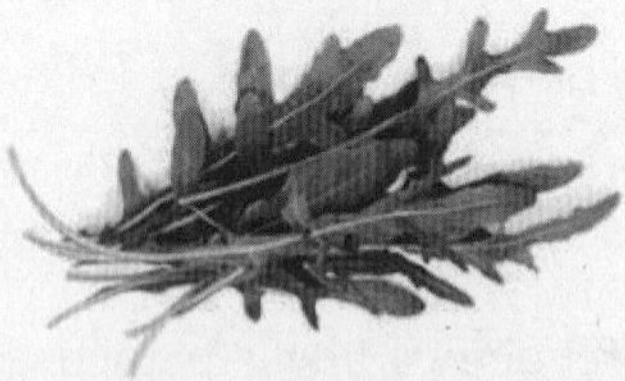

Grimório Herbal

Grimório é o nome dado aos livros de magia que reúnem ensinamentos sobre a manipulação das forças da natureza, receitas de rituais e encantamentos, segredos e mistérios de diversas tradições mágicas e espirituais pelo mundo a fora. Há alguns séculos, esses livros eram mantidos guardados a sete chaves, tamanha era a importância dos conhecimentos contidos neles.

No livro ***O Poder das Folhas: Banhos, Defumações e Magias***, o *volume um* da trilogia *As Folhas Sagradas*, nós aprendemos como identificar, combinar e equilibrar as energias mágicas das espécies vegetais para criar as nossas próprias *receitas de poder*, e também aprendemos como potencializar essas receitas aliando as fases da lua, dia da semana, hora planetária e outros aspectos da magia aos nossos rituais. Já no *volume dois,* **A Magia das Folhas: 365 Plantas & Seus Pode-**

res – aprendemos os poderes específicos de centenas de espécies que podem ser facilmente encontradas nos supermercados, em erveiros especializados ou numa rápida visita a regiões de mata nativa. Todas essas espécies foram catalogadas detalhadamente para que você possa escolher aquela que mais se adequa à necessidade do ritual que deseja realizar, como uma espécie de *dicionário mágico de plantas* Agora, no *volume três da trilogia*, aprendemos novas maneiras de utilizar os poderes, magias e segredos das folhas sagradas em rituais que vão desde a harmonização e proteção da nossa casa e ambiente de trabalho, passando pela gastronomia mágica até a criação de perfumes pessoais.

Se você chegou até aqui e acompanhou o nosso aprendizado passo-a-passo, tenho certeza de que já tem todo o conhecimento necessário para criar as suas próprias receitas de rituais mágicos. Ainda assim, como uma maneira de agradecer a sua confiança e companhia em toda essa jornada, eu preparei uma relação de receitas pelas quais tenho um carinho especial e que já usei e comprovei a eficácia! Todas elas já estão equilibradas, prontas para serem aplicadas onde e quando você desejar, e estão organizadas de acordo com o que aprendemos em ***O Segredo das Folhas***: *vasos de poder, cozinha mágica, perfumes mágicos e potes ciganos.*

Entretanto, para que você dê o seu *toque pessoal* a elas eu propositadamente deixei de incluir uma coisinha aqui: o encantamento para *acordar* o poder de cada folha utilizada nessas receitas. Por isso, ao realizar os rituais descritos a seguir, concentre-se no seu propósito, mentalize suas melhores intenções e deixe a sua intuição fluir para compor suas palavras de poder: eu acredito no seu potencial transformador e sei que você é capaz de *cantar para encantar*!

VASOS DE PODER

DEFESA (NO PORTÃO PRINCIPAL)

- 01 vaso grande e preto;
- 01 pedaço de juta médio;
- Argila expandida;
- 01 pedra de enxofre;
- 03 mudas de pimentas vermelhas;
- 03 mudas de quebra-demanda;
- 03 mudas de espada-de-são-jorge;
- 03 lanças de ferro.

No fundo do vaso, faça um furo e coloque a juta e a argila expandida, cobrindo a saída para o excesso de água. Cubra com terra até a metade do vaso e, bem no centro, coloque a pedra de enxofre. Complete com terra até a altura necessária para plantar as mudas: no meio, a espada-de-são-jorge; ao redor dela, intercale uma muda de pimenta com uma de quebra-demanda, formando um círculo.

Posicione as lanças na diagonal, formando um triângulo ao redor do vaso. Ao posicionar o vaso no portão, certifique-se que a base do triângulo esteja virada para a frente da casa e uma das pontas para a rua.

QUEBRA-INVEJA (NO JARDIM DA FRENTE)

- 01 vaso grande de barro;
- 01 pedaço de juta médio;
- Argila expandida;
- 07 mudas de comigo-ninguém-pode;
- 07 espelhos pequenos, sem borda.

No fundo do vaso, faça um furo e coloque a juta e a argila expandida, cobrindo a saída para o excesso de água. Cubra com terra até a altura necessária para plantar as mudas. Plante as mudas de comigo-ninguém-pode e complete com terra até a borda do vaso. Olhado da rua para dentro de casa, posicione o vaso no primeiro ponto que seus olhos alcançarem; na terra do vaso, formando um semicírculo em direção ao portão de entrada, posicione os espelhos de modo a refletir a entrada principal da casa.

Atenção: caso seja possível, faça essa montagem diretamente no chão do seu jardim ou quintal, eliminando o vaso.

LIDERANÇA E AUTORIDADE (PARA A SALA DE ESTAR)

- 01 vaso médio de louça vermelha;
- 01 prato ou pires de suporte para o vaso;
- 01 pedaço de juta médio;
- Argila expandida;
- 01 parafuso de trem;

- 21 cristais de citrino (ou o suficiente para cobrir o vaso depois de pronto);
- 01 muda de mil-homens;
- 01 muda de sândalo
- 01 muda de vence-tudo.

No fundo do vaso, faça um furo e coloque a juta e a argila expandida, cobrindo a saída para o excesso de água. Cubra com terra até a altura necessária para plantar as mudas. Plante as mudas no vaso, de forma simétrica, formando um triângulo e complete com terra. Bem no meio do vaso, entre as mudas, enterre o parafuso de trem até que apenas a cabeça fique para fora da terra. Cubra a superfície da terra com os cristais de citrino, sem esconder a cabeça do parafuso.

COZINHA MÁGICA

ARROZ DOURADO DA RIQUEZA

- 01 colher (sopa) de azeite de oliva extra virgem;
- 01 xícara (chá) de arroz;
- 02 dentes de alho picados;
- 01 cebola média picadinha;
- 01 colher (chá) de açafrão ou açafrão-da-terra;
- ½ xícara (chá) de passas;
- ½ xícara (chá) de amêndoas trituradas;
- Sal à gosto.

Numa panela com o óleo de oliva bem quente, refogue o alho e a cebola, acrescente o arroz e deixe dourar. Coloque água para cozinhar o arroz e acrescente o açafrão, mexendo até misturar bem. Quando estiver quase seco, coloque as passas e termine o cozimento. Decore com as amêndoas e sirva.

Essa receita pode ser preparada a qualquer tempo, de preferência em lua crescente ou cheia. Independente da fase da lua, ela é um dos pratos que deve *sempre* estar na sua mesa de ano novo. Antes de servir, separe uma porção ainda quente e enterre no quintal, próximo ao portão de entrada.

LEITE VEGETAL PARA SEDUÇÃO E VIRILIDADE

- 01 e ½ xícara (chá) de amêndoas sem casca;
- 01 pedaço de gengibre fresco;
- 400ml de leite de coco;
- 600ml de água pura.

Escolha com carinho os grãos ou sementes, retirando as possíveis sujeiras e miudezas; deixe de molho em água pura por no mínimo 4 horas ou até amolecer e coe. No liquidificador, misture os grãos e a água que estavam de molho, o leite de coco e o gengibre, batendo até formar uma mistura homogênea. Com um filtro de pano ou coador, coe a mistura e leve à geladeira.

Como toda receita mágica de amor, o leite vegetal para a sedução deve ser preparado em lua crescente ou cheia, mas pode ser consumido independentemente da fase da lua. Ao utilizar essa receita para um pretendente específico, é importante que vocês dois compartilhem da bebia. Além disso, depois de coar a receita, com as sobras da amêndoa e gengibre você pode preparar um talismã: coloque a mistura seca dentro de uma almofada vermelha, com o nome de vocês dois dentro, e deixe debaixo da sua cama.

BOLO PARA HARMONIA E AMIZADE

PARA A MASSA:

- 01 e ½ xícara (chá) açúcar;
- 01 colher (sopa) de alfazema desidratada;
- 01 e ¼ xícara (chá) de manteiga sem sal;
- 02 xícaras (chá) de farinha de trigo;
- 04 gemas de ovos;
- 04 claras em neve;
- 01 colher (sopa) de fermento em pó.

PARA A CALDA:

- ¾ xícara (chá) de água;
- 01 colher (sopa) de alfazema desidratada;
- 02 colheres (sopa) de açúcar.

PREPARO DA MASSA:

Com o auxílio de uma batedeira, bata o açúcar, a alfazema, a manteiga e as gemas até obter um creme leve. Sem bater, misture a farinha de trigo, as claras em neve e, por último, o fermento em pó. Despeje a mistura numa forma de bolo untada e asse por 40 a 60min no forno pré-aquecido a 180ºC. Desenforme ainda morno.

PREPARO DA CALDA:

Ferva a água com a alfazema por 2 minutos, como um chá. Desligue o fogo, tampe a panela e reserve a mistura até esfriar. Junte o açúcar à mistura já coada e volte a panela ao fogo até que se forme uma calda fina. Regue o bolo com a calda quente, deixe esfriar e sirva em fatias.

Essa receita é excelente para aliviar o stress e o cansaço do dia-a-dia, equilibrar as energias emocionais e espirituais de quem o come; por isso, evite prepará-lo quando a lua estiver minguando. Ela também é recomendável para atrair e fortalecer a amizade e a boa relação com pessoas próximas; nesse caso, você pode prepará-lo para presentear um novo vizinho ou um amigo que não vê há muito tempo, ou ainda para oferecer nas reuniões de família ou do colégio.

Você também pode substituir a alfazema por outra erva ou semente de sua preferência, observando os potenciais mágicos de cada uma delas e adequando os encantamentos de acordo com os objetivos desejados. Um ponto importante, porém, é não alterar muito a quantidade de ervas da receita original (nem para mais, nem para menos), evitando que a massa fique pesada depois de assada e que o bolo não cresça.

Perfumes Mágicos

O preparo de perfumes mágicos é bastante simples e segue o mesmo procedimento para todas as receitas, conforme aprendemos detalhadamente no capítulo "*Como Criar Seu Perfume Mágico*". De uma fórmula para outra, o que se altera de fato são os óleos essenciais escolhidos e as proporções de um e outro óleo até que, no total, se atinja 20ml da mistura de aromas (aproximadamente 450 gotas).

As receitas a seguir indicam as quantidades necessárias de cada óleo essencial para as finalidades desejadas. O modo de preparo deve ser consultado na página 126 deste livro.

Prosperidade

- 55 gotas de óleo essencial de **cravo-da-índia**;
- 55 gotas de óleo essencial de **canela**;
- 110 gotas de óleo essencial de **anis estrelado**;
- 110 gotas de óleo essencial de **sândalo**;
- 120 gotas de óleo essencial de **gengibre**.

Harmonização

- 55 gotas de óleo essencial de **mel**;
- 55 gotas de óleo essencial de **capim-limão**;
- 110 gotas de óleo essencial de **erva-cidreira**;
- 110 gotas de óleo essencial de **lavanda**;
- 120 gotas de óleo essencial de **laranjeira**.

RELAXAMENTO E MEDITAÇÃO

- 55 gotas de óleo essencial de **alfazema**;
- 55 gotas de óleo essencial de **almíscar**;
- 110 gotas de óleo essencial de **olíbano**;
- 110 gotas de óleo essencial de **pitanga**;
- 120 gotas de óleo essencial de **flor-de-lótus**.

LIMPEZA ESPIRITUAL

- 55 gotas de óleo essencial de **arruda**;
- 55 gotas de óleo essencial de **eucalipto**;
- 110 gotas de óleo essencial de **alecrim**;
- 110 gotas de óleo essencial de **limão**;
- 120 gotas de óleo essencial de **hortelã**.

AMOR E SEDUÇÃO

- 55 gotas de óleo essencial de **morango**;
- 55 gotas de óleo essencial de **patchouli**;
- 55 gotas de óleo essencial de **ylang-ylang**;
- 110 gotas de óleo essencial de **amêndoas**;
- 175 gotas de óleo essencial de **rosa vermelha**;

POTES CIGANOS

FILTRO DE ENERGIAS (PARA OS RALOS E BANHEIROS)

- 01 pote de vidro quadrado com 5cm de altura;
- Óleo essencial de eucalipto
- Óleo essencial de cedro;

- 01 kg de sal grosso;
- 01 espelho côncavo;
- 07 pedras ametista;
- 07 dentes de alho inteiros;
- Alecrim, sem os galhos.

Misture o sal grosso, o alecrim e 7 gotas do óleo de eucalipto, preenchendo o pote até quase o topo. Bem no meio, sobre a mistura, posiciona o espelho côncavo e, ao redor, intercale as ametistas e os dentes de alho. Pingue uma gota de óleo de cedro sobre cada ametista. Posicione o pote sobre o ralo principal do banheiro ou sobre a caixa da descarga.

Este pote pode ser feito em qualquer dia da semana, de preferência numa lua minguante. Quando o sal grosso estiver solidificando, despache tudo longe de casa e refaça o ritual, reaproveitando o pote de vidro.

PROSPERIDADE (PARA A SALA PRINCIPAL OU ESCRITÓRIO)

- 01 pote de vidro cilíndrico, 40cm de altura;
- 01 kg de milho de galinha torrado clarinho;
- 100g de pipoca branca, já estourada;
- 01 pacote de balas de mel;
- 07 moedas douradas de bom valor;
- 01 pedra pirita, grande.

Da base para o topo do pote de vidro, intercale sete camadas de milho de galinha torrado, sete camadas de pipoca branca e sete camadas de balas de mel, se forma simétrica.

Sobre a última camada de balas de mel, no meio, posicione a pirita com a ponta virada para cima e, ao redor, posicione as moedas em círculo.

Este pote deve ser feito preferencialmente numa segunda-feira de lua crescente ou cheia e posicionado no ponto mais central da sala de estar, na mesa do escritório, no balcão principal da cozinha ou no caixa do estabelecimento comercial. Ao perceber que as pipocas murcharam ou que os milhos estão virando pó, despache numa rua de movimento e refaça o ritual, reaproveitando o pote de vidro. Caso o milho apodreça, deve-se fazer um descarrego urgente na casa.

AMOR E SEDUÇÃO (PARA O QUARTO DO CASAL)

- 01 pote de vidro redondo, mais largo que alto;
- 100g de hibiscos seco;
- 100g de sementes de girassol;
- 100g de arroz com casca;
- 07 pedaços de canela em pau;
- 07 ovos de galinha, vermelhos e crus.
- 10g de cravo-da-índia;
- 01 cristal grande de quartzo-rosa ou âmbar;
- Óleo essencial de rosas vermelhas ou patchouli;

De baixo para cima, em camadas, preencha o pote com os hibiscos secos, as sementes de girassol e o arroz com casca. No meio do pote, sobre o arroz, posicione o cristal e, com as canelas em pau, forme um círculo ao redor, ungindo cada uma delas com o óleo essencial. Salpique o cravo-da-índia por cima de tudo. Se um dos membros do casal for mulher, intercale os ovos de galinha com as canelas em pau, ungindo todos eles. Caso contrário, exclua os ovos da receita.

Esse pote deve ser feito em lua crescente, preferencialmente numa quarta-feira ou sábado. Mantê-lo no quarto por 28 dias e despachar em água corrente ou jardim florido.

UMA DICA SECRETA...

Eu gosto muito de usar ervas secas em defumações e almofadas aromáticas, mas moro numa região bastante úmida, perto de lagoas e cachoeiras. Com isso, exceto nos últimos meses do ano, em que o calor fica quase insuportável e o sol brilha o dia inteiro, ao colocar as bacias com ervas pra secar ao natural, dias nublados significavam mais tempo pra secá-las... E pior: dias de chuva significavam perder todas elas, que ficavam encharcadas. Até que eu descobri uma técnica pra desidratar as folhas sem perder suas características mágicas nem seus aromas - e sem depender do clima para isso!

Triture as ervas escolhidas o máximo que puder e coloque-as em uma forma ou travessa de metal. Acenda o forno do fogão em temperatura média, coloque a travessa com as ervas dentro dele, e ao invés de fechar completamente a tampa do forno (*o que faria as ervas assarem e torrarem*), usando um pedaço de madeira ou um pano-de-prato, mantenha uma fresta aberta para deixar o ar circular. Assim as suas folhas vão desidratar por inteiro e você poderá utilizá-las como preferir!

Conheça a Coleção As Folhas Sagradas

Agora que você já aprendeu a despertar o poder das folhas e criar as suas próprias receitas de banhos, defumações e rituais de magia, chegou a hora de dar um passo à frente nos seus estudos e conhecer as magias e os segredos das plantas.

O PODER DAS FOLHAS

Banhos, Defumações & Magias

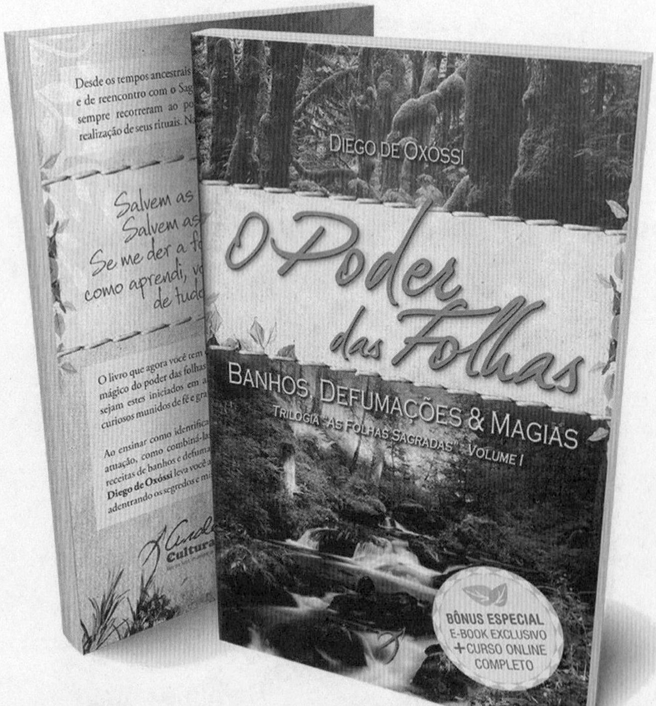

No volume 1 da trilogia, "*O Poder das Folhas*", você vai aprender a identificar e classificar as ervas e folhas por seus atributos mágicos: tamanho, cor, cheiro, gosto, elemento da natureza e vibração. Além disso, também vai descobrir as maneiras corretas de combinar seus ingredientes para criar banhos e defumações, além de como despertar o poder secreto de cada folha através dos seus encantamentos de poder!

A Magia das Folhas

365 Plantas e Seus Poderes

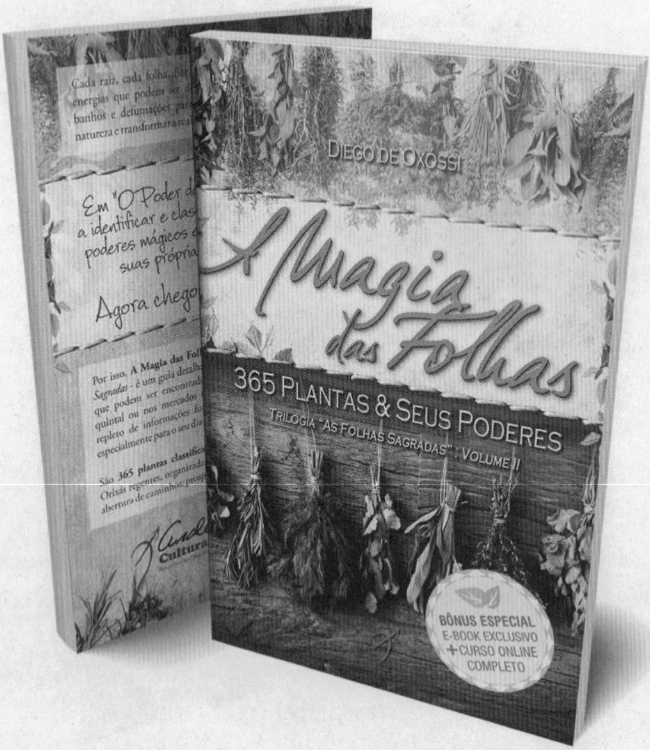

No volume 2 da trilogia, "*A Magia das Folhas*", você vai descobrir que cada raiz, folha, flor ou semente traz um universo de energias que podem ser despertadas e utilizadas nos seus banhos e defumações para usufruir da magia da natureza e transformar a realidade! Ele é o maior dicionário mágico de ervas do Brasil: são 365 plantas classificadas por seus poderes e seus Orixás regentes, organizadas em 5 eixos temáticos.

Incensos Naturais

Com Óleos Essenciais e Florais Dinamizados

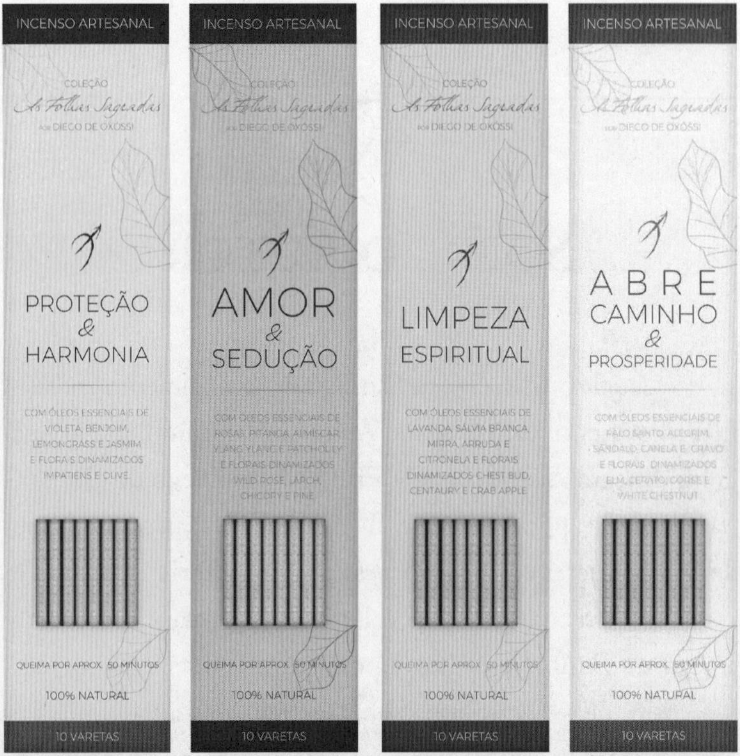

Fabricados de maneira artesanal e 100% natural, os Incensos As Folhas Sagradas trazem até você os poderes, as magias e os segredos das folhas sagradas. Preparados a partir de óleos essenciais e florais dinamizados, cada receita foi especialmente criada para harmonizar as energias do dia-a-dia e atrair o amor, a felicidade, a paz e a prosperidade aos seus caminhos.

Sobre o Autor

Gaúcho radicado em São Paulo, formado em Processos Gerenciais pela Universidade Anhembi Morumbi e em Coaching Integral Sistêmico pela FEBRACIS, **Diego de Oxóssi** é Sacerdote de Quimbanda e Babalorixá de Candomblé, atuando com desenvolvimento pessoal, consultoria e orientação espiritual em todo o Brasil e Exterior. Há mais de 20 anos, Diego de Oxóssi se dedica à pesquisa e apresentação de cursos, palestras e workshops sobre as religiões afro-brasileiras, suas formas de expressão regionais e às formas de integração de seus rituais junto à sociedade.

Responsável pela **Editora Arole Cultural**, em 2015 lançou seu primeiro livro - "*Desvendando Exu: o Guardião dos Caminhos*"- no qual desmistifica esse personagem tão controverso das religiões de matriz africana e mostra que, apesar do errôneo sincretismo com o Diabo, Exu é na verdade o grande amigo, defensor e companheiro de seus fiéis.

Entre os anos 2016 e 2018, **Diego de Oxóssi** deu um novo passo na carreira literária e escreveu e publicou a trilogia "*As Folhas Sagradas: Poderes, Magias e Segredos*". Em 2019, Diego foi premiado "Jovem Talento do Mercado Editorial" pela PublishNews, maior veículo de comunicação do setor, e participou de feiras do livro internacionais, como as feiras de Londres, Bologna, Buenos Aires e Frankfurt, a partir das quais teve seus livros publicados nos Estados Unidos pelas editoras Llewellyn Worldwide e Destiny Books / InnerTraditions. Em 2020, o Babalorixá lançou seu mais novo livro, "*Odus de Nascimento: Desvende sua Personalidade com o Mapa Astral dos Orixás*", ensinando os segredos e mistérios da numerologia africana.

Em 2021, "As Folhas Sagradas" foi ampliada e transformada numa linha de produtos para casa, como os Incensos Naturais e os Sprays Aromatizadores assinados por Diego.

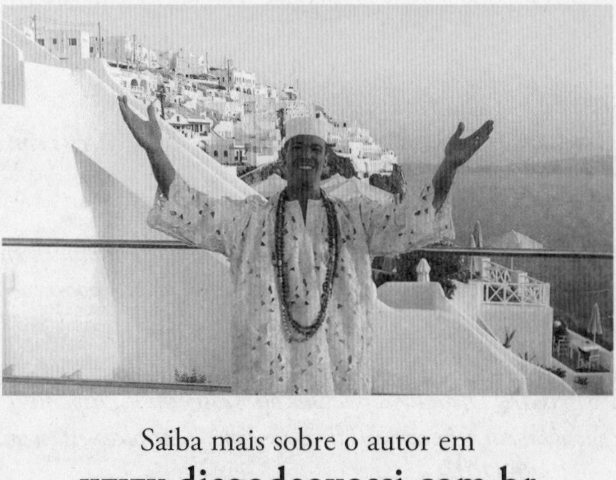

Saiba mais sobre o autor em

www.diegodeoxossi.com.br

Referências Bibliográficas

AZAMBUJA, W. Métodos de extração de óleos essenciais. Disponível em: https://www.oleosessenciais.org/metodos-de-extracao-de-oleos-essenciais. Acesso em: 01/10/2019

BARROS, J. F. P. A floresta sagrada de Ossain: o segredo das folhas. Rio de Janeiro: Pallas, 2011. 228p.

BERANGER, C. Lua Fora de Curso. Disponível em: < http://www.espaco-do-ceu.com.br/lua-fora-de-curso>. Acesso em: 20/01/2016

BIOESSÊNCIA. Como funciona a Aromaterapia? Disponível em: http://www.bioessencia.com.br/o-que-e-aromaterapia/como-funciona. Acesso em 28/09/2019.

BIOESSÊNCIA. Dicas de como usar óleos essenciais. Disponível em http://www.bioessencia.com.br/dicas-de-como-usar-oleos-essenciais. Acesso em 28/09/2019.

BYRNE, R. O Poder. Rio de Janeiro: Sextante, 2018. 272p.

DUNWICH, G. Desvendando a arte dos feitiços: como criar e realizar feitiços eficazes. Trad. Márcia Frazão. Rio de Janeiro: Bertrand Brasil, 2003. 240p.

FEU, E. A cozinha da bruxa moderna. Rio de Janeiro: Editora Linhas Tortas. 181p. Disponível em https://www.academia.edu/33213872/A_Cozinha_da_Bruxa_Moderna. Acesso em 30/09/2019.

FILHO, F. P. O uso mágico e terapêutico do Sabão da Costa. Rio de Janeiro: Cristális, 2011. 160p.

GIMENES, B. Tarô da Fitoenergética. Nova Petrópolis: Luz da Serra Editora, 2013. 36p.

GUIMARÃES, P. I. C. et al. Extraindo óleos essenciais de plantas in Química Nova Escola. 2000. Disponível em: http://qnesc.sbq.org.br/online/qnesc11/v11a10.pdf. Acesso em 25/10/2019.

LEVY, E. Dogma e Ritual da Alta Magia. São Paulo, Editora Pensamento, 2011. 468p.

MARTINS, Paulo Henrique. A sociologia de Marcel Mauss: Dádiva, simbolismo e associação. Disponível em: https://journals.openedition.org/rccs/954#tocto1n2. Acesso em 28/09/2019

MENEZES, J. A arte do benzimento: orações, rezas, benzeduras. São Paulo, Editora Alfabeto, 2017. 192p.

MICHAELIS ONLINE. Disponível em http://michaelis.uol.com.br. Acesso em 28/09/2019.

MORAES, A. L. Óleos essenciais: usos, descobertas… e contraindicações. Revista Saúde, 2017. Disponível em: https://saude.abril.com.br/bem-estar/oleos-essenciais-usos-e-contraindicacoes. Acesso em: 28/09/2019

NASCER E OCASO DO SOL (2011–2020). In: Instituto de Astronomia, Geofísica e Ciências Atmosféricas - Departamento de Astronomia. Disponível em: http://www.iag.usp.br/astronomia/nascer-e-ocaso-do-sol. Acesso em: 12/02/2016.

PDQ, Aromatherapy With Essential Oils. Disponível em: https://www.ncbi.nlm.nih.gov/books/NBK65874. Acesso em 28/09/2019.

PRICE, D. L.. Terapia da riqueza: 8 padrões de comportamento para criar prosperidade. Rio de Janeiro: Best Seller, 2008. 192p.

SANTOS, M. S. A. Meu tempo é agora. 2ª edição. Salvador: Assembleia Legislativa do Estado da Bahia, 2010.184 p.

SANTOS, M. S. A. Ofun. Salvador: Assembleia Legislativa do Estado da Bahia, 2013. 126p.

SANTOS, M. S. A. O que as folhas cantam (para quem canta folha). Brasília: Instituto Nacional de Ciência e Tecnologia de Inclusão no Ensino Superior e na Pesquisa (INCTI), 2014. 272p.

SIMPLY NAHALA. The Emoto experience. Disponível em: http://www.simplynahala.com/2016/02/the-emoto-experiment.html. Acesso em: 12/10/2016

VERGER, P. F. Ewé: the use of plants in Yoruba society. São Paulo: Companhia das Letras, 1995. 744p.

VERGER, P. F. Orixás: deuses iorubas na África e no novo mundo. 6ª edição. Trad. Cida Nóbrega. Salvador: Corrupio, 2002. 295p.
WEOR, S. A. Medicina oculta: tratado de medicina oculta e magia prática. 1ª edição. 3ª reimpressão. Trad. Karl Brunn, Curitiba: Edisaw. 2011. 744p.

WIKIPÉDIA. Aromaterapia. Disponível em https://pt.wikipedia.org/wiki/Aromaterapia. Acesso em 28/09/2019.

WIKIPÉDIA. Ego. Disponível em https://pt.wikipedia.org/wiki/Ego. Acesso em 28/09/2019.

WIKIPÉDIA. Id. Disponível em https://pt.wikipedia.org/wiki/Id. Acesso em 28/09/2019.

WIKIPÉDIA: Inconsciente. Disponível em https://pt.wikipedia.org/wiki/ Inconsciente. Acesso em 28/09/2019.

WIKIPÉDIA. Óleo Essencial. Disponível em: https://pt.wikipedia.org/wiki/%C3%93leo_essencial. Acesso em: 28/09/2019.

WIKIPÉDIA. Perfume. Disponível em: https://pt.wikipedia.org/wiki/Perfume. Acesso em 28/09/2019.

WIKIPÉDIA. Superego. Disponível em https://pt.wikipedia.org/wiki/Superego. Acesso em 28/09/2019.

YAMAMOTO, C. Feng Shui: a arquitetura sagrada do oriente. 2ª edição. São Paulo: Ground. 1997. 200p.

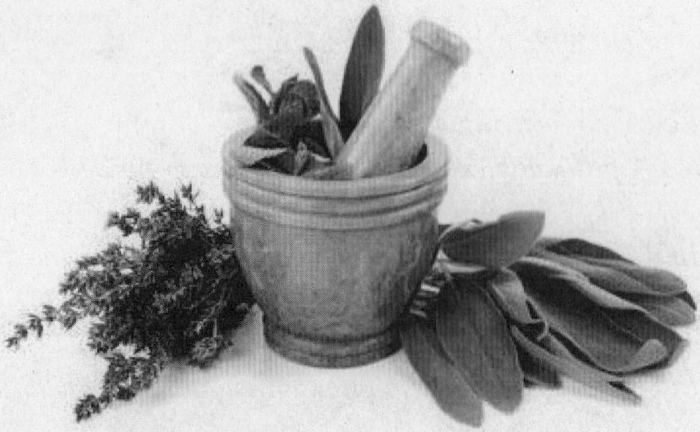

O SEGREDO DAS FOLHAS

MAGIA PRÁTICA PARA O DIA-A-DIA

Uma publicação da Arole Cultural.

Acesse o site

www.arolecultural.com.br